肺恶性肿瘤标准术语集

Standard Terminology for Lung Cancer

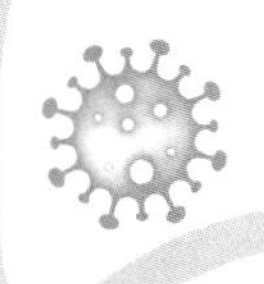

组织编写　重庆大学附属肿瘤医院
技术支持　重庆南鹏人工智能科技研究院有限公司
主　　编　吴永忠　王　颖

重庆出版集团　重庆出版社

图书在版编目(CIP)数据

肺恶性肿瘤标准术语集 / 吴永忠,王颖主编. —重庆:重庆出版社,2023.4
ISBN 978-7-229-16368-6

Ⅰ.①肺… Ⅱ.①吴… ②王… Ⅲ.①肺癌—标准化—名词术语 Ⅳ.①R734.2-61

中国国家版本馆CIP数据核字(2023)第051961号

肺恶性肿瘤标准术语集
FEI EXING ZHONGLIU BIAOZHUN SHUYU JI
吴永忠 王 颖 主编

责任编辑:程凤娟
责任校对:何建云
装帧设计:鹤鸟设计

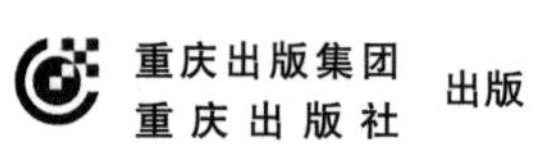
重庆出版集团
重庆出版社 **出版**

重庆市南岸区南滨路162号1幢 邮政编码:400061 http://www.cqph.com
重庆友源印务有限公司印刷
重庆出版集团图书发行有限公司发行
全国新华书店经销

开本:720mm×1000mm 1/16 印张:6.5 字数:110千
2023年5月第1版 2023年5月第1次印刷
ISBN 978-7-229-16368-6
定价:58.00元

如有印装质量问题,请向本集团图书发行有限公司调换:023-61520678

编委会

主　编

吴永忠　重庆大学附属肿瘤医院

王　颖　重庆大学附属肿瘤医院

副主编

雷海科　重庆大学附属肿瘤医院

周　伟　重庆大学附属肿瘤医院

谢　悦　重庆大学附属肿瘤医院

编　者（按姓氏笔画排序）

王　维　重庆大学附属肿瘤医院

王志强　重庆大学附属肿瘤医院

王贵学　重庆大学生物工程学院

叶方全　广州天鹏计算机科技有限公司

向廷秀　重庆大学附属肿瘤医院

江跃全　重庆大学附属肿瘤医院

李　芳　重庆大学附属肿瘤医院

李小升　重庆大学附属肿瘤医院

杨丁懿　重庆大学附属肿瘤医院

邹婧瑜　重庆南鹏人工智能科技研究院有限公司
张久权　重庆大学附属肿瘤医院
张蕴蕴　重庆大学附属肿瘤医院
周铭杨　重庆南鹏人工智能科技研究院有限公司
郑晓东　重庆大学附属肿瘤医院
翁克贵　重庆大学附属肿瘤医院
陶　丹　重庆大学附属肿瘤医院
蒋　勇　重庆大学附属肿瘤医院
曾　亮　重庆鹏康大数据有限公司
綦　俊　重庆大学附属肿瘤医院

前　言

PREFACE

肺癌是威胁人类健康的“头号杀手”，在全球所有恶性肿瘤中，其发病率和死亡率均占首位。2020 年，全球肺癌新发病例约为 220.7 万例，死亡病例约为 179.6 万例。在我国，肺癌的发病率和死亡率均居恶性肿瘤首位，据国家癌症中心的统计数据显示，2016 年全国新诊断的肺癌病例约为 82.8 万例，肺癌死亡人数约为 65.7 万例，死亡率为 47.5/10 万。肺癌防治是我国防控恶性肿瘤所面临的重大挑战，因此加强对肺癌的研究，特别是其临床研究十分重要。

尽管目前国内各大医疗机构开展了不同类型及不同规模的临床研究，但医疗机构之间缺少临床诊疗数据整合、转化的大数据平台，使得临床资源无法得到有效的规范化管理，研究人员也无法对相关临床数据进行深层次的挖掘分析，从而影响了研究成果的产生和临床转化。统一的肺癌术语数据标准，将为各级卫生行政管理机构和各临床科研单位建立互联互通的、多中心的肺癌大数据平台奠定坚实的基础，进而促进各医疗单位对数据资源的整合与利用，推动大数据挖掘产出，实现资源共享。这些都对我国肺癌的临床研究、数据管理具有积极意义。因此，制定全面系统、规范标准的肺癌术语数据标准十分重要。

本书为各医疗、科研单位建立肺癌专病数据库，建设临床诊疗数据整合、转化的大数据平台提供了统一的数据标准，使具有重要价值的临床数据资源得到有效的规范化管理，更便于日后进行临床研究及数据挖掘。

本书基于对肺癌的深度理解，提炼核心指标，参照 CDISC（CDISC, the Clinical Data Interchange Standards Consortium）标准、《中国公共卫生信息分类与基本数据集》、《电子病历基本数据集》、《卫生信息数据元目录》等国内外信息标准，结合国内外肺癌相关诊疗指南、专家共识及呼吸系统疾病术语规范，建立兼具宽度及深度的肺癌标准术语集，细化临床研究数据采集内容的各项指标，包括基本信息、健康危险因素、疾病症状、实验室检验、病理检查信息、诊断信息、治疗信息、收费信息等指标。

目前，国内已有肺癌的专病标准术语数据集，但相关术语数据集并没有关注“危险因素”这一重要指标，且其参照的相关分类及诊断标准已经不足以支持当前国内医疗大数据及肺癌专病诊疗研究的业务需求。本书将肺癌临床研究中可能涉及的各项指标进行细化分类，研究者可以根据不同的研究方向选择不同的指标。

重庆大学附属肿瘤医院

2022 年 4 月于重庆

编者说明

EDITORIAL NOTE

1.《肺恶性肿瘤标准术语集》以国家电子病历、信息化行业标准和最新肺癌领域诊疗指南为参考，由重庆大学附属肿瘤医院的专家编写完成。

2. 全术语数据集共集成 16 个大类，419 个数据元。数据集是可以标识的数据集合，数据元是通过定义、值域以及数据范围等一系列属性进行描述的数据单元，在特定的语意环境中被认为是不可再分的最小数据单元。本数据集中的数据元由一级分类、二级分类、指标名称、定义、变量类型、值域、取值来源、指标来源等构成。

（1）指标名称：是由一个或多个词构成的命名，是用于标识数据元的主要手段。

（2）定义：是对数据元本质特征的说明陈述。

（3）变量类型：符合数据库存储的变量类型。

（4）值域：将参考的主要指南标准及兼顾实用性的值域作为主要的归一标准，值域下包含具体字段。例如，“检验项目”“检验套餐”等均包含多项值域内容。

（5）取值来源：主要来源于参考标准下的具体部分。

（6）指标来源：主要参考临床数据交换标准协会（CDISC, the Clinical Data Interchange Standards Consortium）标准、《电子病历共享文档规范》、《儿童保健基本数据集》、《电子病历基本数据集》、《卫生信息数据元目录》以及国内外疾病诊疗指南及专家共识。

3. 本术语数据集的编辑出版工作由重庆市重点疾病防治技术攻关课题“原发性肺癌精准防治关键技术集成创新与应用（编号：2019ZX002）”支持资助。

目　录 CONTENTS

一　一般情况

(一)基本信息

1.人口学信息

序号	一级分类	二级分类	指标名称	定义	变量类型	值域	取值来源	指标来源
1	基本信息	人口学信息	姓名	患者在公安管理部门正式登记注册的姓氏和名称	字符	可变长度	病案首页-姓名	中华人民共和国卫生部.《卫生信息数据元目录》等35项强制性卫生行业标准(国卫通〔2011〕13号).第3部分:人口学及社会经济学特征(WS 363.3—2011).
2	基本信息	人口学信息	性别	患者的生理性别	字符	男/女/不详	病案首页-性别	中华人民共和国卫生部.《卫生信息数据元目录》等35项强制性卫生行业标准(国卫通〔2011〕13号).第3部分:人口学及社会经济学特征(WS 363.3—2011).
3	基本信息	人口学信息	年龄(岁)	患者从出生当日公元纪年日起到计算当日止生存的时间长度,计量单位为岁	数值	三位数以内的正整数	病案首页-年龄	中华人民共和国卫生部.《卫生信息数据元目录》等35项强制性卫生行业标准(国卫通〔2011〕13号).第3部分:人口学及社会经济学特征(WS 363.3—2011).

续表

序号	一级分类	二级分类	指标名称	定义	变量类型	值域	取值来源	指标来源
4	基本信息	人口学信息	实足年龄	患者自出生至当前的实足年龄，计量单位包括岁、月、天	数值	/	病案首页-年龄	中华人民共和国卫生部.《卫生信息数据元目录》等35项强制性卫生行业标准（国卫通〔2011〕13号).第3部分：人口学及社会经济学特征(WS 363.3—2011).
5	基本信息	人口学信息	住院号	按照某一特定编码规则赋予住院就诊对象的顺序号	数值	/	病案首页-住院号	中华人民共和国卫生部.《卫生信息数据元目录》等35项强制性卫生行业标准（国卫通〔2011〕13号).第2部分：标识(WS 363.2—2011).
6	基本信息	人口学信息	门诊号	按照某一特定编码规则赋予门诊就诊对象的顺序号	字符	/	门诊记录	中华人民共和国国家卫生和计划生育委员会.《电子病历基本数据集》等20项卫生行业标准(国卫通〔2014〕5号).第10部分：住院病案首页(WS 445.10—2014).
7	基本信息	人口学信息	出生日期	患者出生当日的公元纪年日期的完整描述	日期	YYYY-MM-DD	病案首页-出生日期	中华人民共和国国家卫生和计划生育委员会.《电子病历基本数据集》等20项卫生行业标准(国卫通〔2014〕5号).第10部分：住院病案首页(WS 445.10—2014).

续表

序号	一级分类	二级分类	指标名称	定义	变量类型	值域	取值来源	指标来源
8	基本信息	人口学信息	出生地址	患者出生时所在地点的详细描述，格式为省（市、自治区）-市（区）-县（乡）-镇（街道）	字符	/	病案首页-出生地	中华人民共和国国家卫生和计划生育委员会.《儿童保健基本数据集》等12项强制性卫生行业标准（国卫通〔2013〕10号）.第1部分：出生医学证明（WS 376.1—2013）.
9	基本信息	人口学信息	国籍	患者所属国籍在特定编码体系中的代码	字符	GB/T 2659—2000世界各国和地区名称代码表	病案首页-国籍	中华人民共和国国家卫生和计划生育委员会.《电子病历基本数据集》等20项卫生行业标准（国卫通〔2014〕5号）.第10部分：住院病案首页（WS 445.10—2014）.
10	基本信息	人口学信息	籍贯	患者祖居地或原籍所在地的详细描述，格式为省（市、自治区）-市（区）	字符	/	病案首页-籍贯	中华人民共和国国家卫生和计划生育委员会.《电子病历基本数据集》等20项卫生行业标准（国卫通〔2014〕5号）.第10部分：住院病案首页（WS 445.10—2014）.
11	基本信息	人口学信息	民族	患者所属民族在特定编码体系中的代码	字符	GB/T 3304—1991中国各民族名称的罗马字母拼写法和代码表	病案首页-民族	中华人民共和国国家卫生和计划生育委员会.《电子病历基本数据集》等20项卫生行业标准（国卫通〔2014〕5号）.第10部分：住院病案首页（WS 445.10—2014）.

续表

序号	一级分类	二级分类	指标名称	定义	变量类型	值域	取值来源	指标来源
12	基本信息	人口学信息	职业类别	患者当前从事的职业类别在特定编码体系中的代码	字符	GB/T 2261.4—2003个人基本信息分类与代码表	病案首页-职业	中华人民共和国国家卫生和计划生育委员会.《电子病历基本数据集》等20项卫生行业标准(国卫通〔2014〕5号).第10部分:住院病案首页(WS 445.10—2014).
13	基本信息	人口学信息	患者身份证件号码	患者身份证上的唯一法定标识符	字符	18位字符	病案首页-身份证号码	中华人民共和国国家卫生和计划生育委员会.《电子病历基本数据集》等20项卫生行业标准(国卫通〔2014〕5号).第10部分:住院病案首页(WS 445.10—2014).
14	基本信息	人口学信息	户籍地址	患者户籍登记所在地址的详细描述,格式为省(市、自治区)-市(区)-县(乡)-镇(街道)	字符	/	病案首页-户口地址	中华人民共和国国家卫生和计划生育委员会.《电子病历基本数据集》等20项卫生行业标准(国卫通〔2014〕5号).第10部分:住院病案首页(WS 445.10—2014).
15	基本信息	人口学信息	现住址	患者来院前近期的常住地址的详细描述,格式为省(市、自治区)-市(区)-县(乡)-镇(街道)	字符	/	病案首页-现住址	中华人民共和国国家卫生和计划生育委员会.《电子病历基本数据集》等20项卫生行业标准(国卫通〔2014〕5号).第10部分:住院病案首页(WS 445.10—2014).

续表

序号	一级分类	二级分类	指标名称	定义	变量类型	值域	取值来源	指标来源
16	基本信息	人口学信息	电话号码	患者本人的电话号码，包括国际、国内区号和分机号	字符	/	病案首页-电话号码	中华人民共和国国家卫生和计划生育委员会.《电子病历基本数据集》等20项卫生行业标准(国卫通〔2014〕5号).第10部分：住院病案首页(WS 445.10—2014).
17	基本信息	人口学信息	联系人姓名	联系人在公安户籍管理部门正式登记注册的姓氏和名称	字符	/	病案首页-联系人姓名	中华人民共和国国家卫生和计划生育委员会.《电子病历基本数据集》等20项卫生行业标准(国卫通〔2014〕5号).第10部分：住院病案首页(WS 445.10—2014).
18	基本信息	人口学信息	联系人与患者的家庭关系	联系人与患者之间的家庭关系类别代码	字符	GB/T 4761—2008家庭关系代码表	病案首页-联系人与患者的关系	中华人民共和国国家卫生和计划生育委员会.《电子病历基本数据集》等20项卫生行业标准(国卫通〔2014〕5号).第10部分：住院病案首页(WS 445.10—2014).
19	基本信息	人口学信息	联系人电话号码	联系人的电话号码，包括国际、国内区号和分机号	数值	/	病案首页-联系人电话	中华人民共和国国家卫生和计划生育委员会.《电子病历基本数据集》等20项卫生行业标准(国卫通〔2014〕5号).第10部分：住院病案首页(WS 445.10—2014).

2. 诊疗标识

序号	一级分类	二级分类	指标名称	定义	变量类型	值域	取值来源	指标来源
1	基本信息	诊疗标识	入院途径	患者收治入院治疗的来源分类在特定编码体系中的代码	字符	CV 09.00.403 入院途径代码表	病案首页-入院途径	中华人民共和国国家卫生和计划生育委员会.《电子病历基本数据集》等20项卫生行业标准(国卫通〔2014〕5号).第10部分:住院病案首页(WS 445.10—2014).
2	基本信息	诊疗标识	入院时间	患者实际办理入院手续时的公元纪年日期和时间的完整描述	日期	YYYY-MM-DD	病案首页-入院时间	中华人民共和国国家卫生和计划生育委员会.《电子病历基本数据集》等20项卫生行业标准(国卫通〔2014〕5号).第10部分:住院病案首页(WS 445.10—2014).
3	基本信息	诊疗标识	入院科别	患者入院时入住的科室名称	字符	/	病案首页-入院科别	中华人民共和国国家卫生和计划生育委员会.《电子病历基本数据集》等20项卫生行业标准(国卫通〔2014〕5号).第10部分:住院病案首页(WS 445.10—2014).
4	基本信息	诊疗标识	入院病房	患者入院时所住病房对应的编号	字符	/	病案首页-入院病房	中华人民共和国国家卫生和计划生育委员会.《电子病历基本数据集》等20项卫生行业标准(国卫通〔2014〕5号).第10部分:住院病案首页(WS 445.10—2014).

续表

序号	一级分类	二级分类	指标名称	定义	变量类型	值域	取值来源	指标来源
5	基本信息	诊疗标识	出院时间	患者实际办理出院手续时的公元纪年日期和时间的完整描述	日期	YYYY-MM-DD	病案首页-出院时间	中华人民共和国国家卫生和计划生育委员会.《电子病历基本数据集》等20项卫生行业标准(国卫通〔2014〕5号).第10部分:住院病案首页(WS 445.10—2014).
6	基本信息	诊疗标识	出院科别	患者出院时的科室名称	字符	/	病案首页-出院科别	中华人民共和国国家卫生和计划生育委员会.《电子病历基本数据集》等20项卫生行业标准(国卫通〔2014〕5号).第10部分:住院病案首页(WS 445.10—2014).
7	基本信息	诊疗标识	出院病房	患者出院时所住病房对应的编号	字符	/	病案首页-出院病房	中华人民共和国国家卫生和计划生育委员会.《电子病历基本数据集》等20项卫生行业标准(国卫通〔2014〕5号).第10部分:住院病案首页(WS 445.10—2014).
8	基本信息	诊疗标识	实际住院天数	患者实际的住院天数(入院日与出院日只计算1天)	数值	N	病案首页-实际住院天数	中华人民共和国国家卫生和计划生育委员会.《电子病历基本数据集》等20项卫生行业标准(国卫通〔2014〕5号).第10部分:住院病案首页(WS 445.10—2014).

续表

序号	一级分类	二级分类	指标名称	定义	变量类型	值域	取值来源	指标来源
9	基本信息	诊疗标识	门(急)诊诊断名称	患者在住院前,由门(急)诊接诊医师在住院证上填写的门(急)诊诊断	字符	/	病案首页-门(急)诊诊断名称	中华人民共和国国家卫生和计划生育委员会.《电子病历基本数据集》等20项卫生行业标准(国卫通〔2014〕5号).第10部分:住院病案首页(WS 445.10—2014).
10	基本信息	诊疗标识	门(急)诊诊断疾病编码	门(急)诊诊断在特定编码体系中的编码	字符	/	病案首页-门(急)诊诊断疾病编码	中华人民共和国国家卫生和计划生育委员会.《电子病历基本数据集》等20项卫生行业标准(国卫通〔2014〕5号).第10部分:住院病案首页(WS 445.10—2014).
11	基本信息	诊疗标识	出院主要诊断	患者住院过程中对身体健康危害最大,花费医疗资源最多,住院时间最长的疾病诊断。外科的主要诊断指患者住院接受手术进行治疗的疾病;产科的主要诊断指产科的主要并发症或伴随疾病	字符	/	病案首页-出院主要诊断	中华人民共和国国家卫生和计划生育委员会.《电子病历基本数据集》等20项卫生行业标准(国卫通〔2014〕5号).第10部分:住院病案首页(WS 445.10—2014).

续表

序号	一级分类	二级分类	指标名称	定义	变量类型	值域	取值来源	指标来源
12	基本信息	诊疗标识	病理诊断	各种活检、细胞学检查及尸检的诊断，包括术中冰冻的病理结果	字符	/	病案首页-病理诊断	中华人民共和国国家卫生和计划生育委员会.《电子病历基本数据集》等20项卫生行业标准(国卫通〔2014〕5号).第10部分:住院病案首页(WS 445.10—2014).
13	基本信息	诊疗标识	病案号	本医疗机构为患者住院病案设置的唯一性编码。原则上，同一患者在同一医疗机构多次住院应当使用同一病案号	字符	/	病案首页-病案号	中华人民共和国国家卫生和计划生育委员会.《电子病历基本数据集》等20项卫生行业标准(国卫通〔2014〕5号).第10部分:住院病案首页(WS 445.10—2014).
14	基本信息	诊疗标识	主治医师签名	患者出院时所在科室具体负责诊治的，具有住院医押专业技术职务任职资格的医师签署的在公安户籍管理部门正式登记注册的姓氏和名称	字符	/	病案首页-主治医师签名	中华人民共和国国家卫生和计划生育委员会.《电子病历基本数据集》等20项卫生行业标准(国卫通〔2014〕5号).第10部分:住院病案首页(WS 445.10—2014).

续表

序号	一级分类	二级分类	指标名称	定义	变量类型	值域	取值来源	指标来源
15	基本信息	诊疗标识	离院方式	患者本次就诊离开医院的方式在特定编码体系中的代码	字符	CV 06.00.226 离院方式代码表	病案首页-离院方式	中华人民共和国国家卫生和计划生育委员会.《电子病历基本数据集》等20项卫生行业标准(国卫通〔2014〕5号).第10部分:住院病案首页(WS 445.10—2014).
16	基本信息	诊疗标识	是否死亡	患者在住院期间是否死亡	字符	是/否	病案首页-是否死亡	中华人民共和国国家卫生和计划生育委员会.《电子病历基本数据集》等20项卫生行业标准(国卫通〔2014〕5号).第10部分:住院病案首页(WS 445.10—2014).
17	基本信息	诊疗标识	出院31天内再住院目的	患者计划在本次住院出院后31天内再住院的目的	字符	/	病案首页-出院31天内再住院目的	中华人民共和国国家卫生和计划生育委员会.《电子病历基本数据集》等20项卫生行业标准(国卫通〔2014〕5号).第10部分:住院病案首页(WS 445.10—2014).

3.血型

序号	一级分类	二级分类	指标名称	定义	变量类型	值域	取值来源	指标来源
1	基本信息	血型	ABO血型	在本次住院期间进行血型检查明确,或既往病历资料能够明确的患者ABO血型类别	字符	A/B/AB/O/不详/未查	病案首页-ABO血型	中华人民共和国国家卫生和计划生育委员会.《电子病历基本数据集》等20项卫生行业标准(国卫通〔2014〕5号).第10部分:住院病案首页(WS 445.10—2014).

续表

序号	一级分类	二级分类	指标名称	定义	变量类型	值域	取值来源	指标来源
2	基本信息	血型	Rh血型	在本次住院期间进行血型检查明确,或既往病历资料能够明确的患者Rh血型类别	字符	阴/阳/不详/未查	病案首页-Rh血型	中华人民共和国国家卫生和计划生育委员会.《电子病历基本数据集》等20项卫生行业标准(国卫通〔2014〕5号).第10部分:住院病案首页(WS 445.10—2014).

4.过敏史

序号	一级分类	二级分类	指标名称	定义	变量类型	值域	取值来源	指标来源
1	基本信息	过敏史	是否药物过敏	患者在本次住院治疗以及既往就诊过程中是否有明确药物过敏史的标志	字符	是/否	病案首页-是否药物过敏	中华人民共和国国家卫生和计划生育委员会.《电子病历基本数据集》等20项卫生行业标准(国卫通〔2014〕5号).第10部分:住院病案首页(WS 445.10—2014).
2	基本信息	过敏史	过敏药物	患者在本次住院治疗以及既往就诊过程中的过敏药物的描述	字符	/	病案首页-过敏药物	中华人民共和国国家卫生和计划生育委员会.《电子病历基本数据集》等20项卫生行业标准(国卫通〔2014〕5号).第10部分:住院病案首页(WS 445.10—2014).

(二)家庭情况

家族史

序号	一级分类	二级分类	指标名称	定义	变量类型	值域	取值来源	指标来源
1	家庭情况	家族史	是否有家族疾病史	患者是否患有三代以内有血缘关系的家族成员所患疾病	字符	是/否	入院记录-家族史	中华人民共和国卫生部.《卫生信息数据元目录》等35项强制性卫生行业标准(国卫通〔2011〕13号).第4部分:健康史(WS 363.4—2011).
2	家庭情况	家族史	家族疾病名称	患者近亲中患有的家族性疾病在特定编码体系中的代码	字符	CV 02.10.005既往常见疾病种类代码表	入院记录-家族史	中华人民共和国卫生部.《卫生信息数据元目录》等35项强制性卫生行业标准(国卫通〔2011〕13号).第4部分:健康史(WS 363.4—2011).

(三)健康史

1. 既往史

序号	一级分类	二级分类	指标名称	定义	变量类型	值域	取值来源	指标来源
1	健康史	既往史	疾病史(含外伤)	对患者既往健康状况和疾病的详细描述	字符	/	入院记录-既往史	中华人民共和国卫生部.《卫生信息数据元目录》等35项强制性卫生行业标准(国卫通〔2011〕13号).第4部分:健康史(WS 363.4—2011).
2	健康史	既往史	既往病史开始时间	患者既往病史开始的公元纪年日期	日期	YYYY-MM-DD	入院记录-既往史	Clinical Data Interchange Standards Consortium. Clinical Data Interchange Standards Consortium Standards, 2017. https://www.cdisc.org/standards/foundational/cdash.

2. 过敏史

序号	一级分类	二级分类	指标名称	定义	变量类型	值域	取值来源	指标来源
1	健康史	过敏史	过敏史	患者既往发生过敏情况的详细描述	字符	/	入院记录-过敏史	中华人民共和国卫生部.《卫生信息数据元目录》等35项强制性卫生行业标准(国卫通〔2011〕13号).第4部分:健康史(WS 363.4—2011).
2	健康史	过敏史	药物过敏	患者药物过敏的种类	字符	青霉素类抗生素/头孢类抗生素/磺胺类抗生素/阿司匹林/其他	入院记录-过敏史	中华人民共和国国家卫生和计划生育委员会.《电子病历基本数据集 第1部分:病例概要》等20项卫生行业标准(国卫通〔2014〕5号).第12部分:入院记录(WS 445.12—2014).
3	健康史	过敏史	食物过敏	患者食物过敏的种类	字符	鸡蛋/牛奶/海产品/坚果/水果/酒精/其他	入院记录-过敏史	中华人民共和国国家卫生和计划生育委员会.《电子病历基本数据集 第1部分:病例概要》等20项卫生行业标准(国卫通〔2014〕5号).第12部分:入院记录(WS 445.12—2014).
4	健康史	过敏史	吸入过敏	患者吸入性过敏种类	字符	花粉/尘螨/动物皮屑/油烟/油漆/汽车尾气/香烟/其他	入院记录-过敏史	中华人民共和国卫生部.《卫生信息数据元目录》等35项强制性卫生行业标准(国卫通〔2011〕13号).第12部分:入院记录(WS 363.12—2011).

续表

序号	一级分类	二级分类	指标名称	定义	变量类型	值域	取值来源	指标来源
5	健康史	过敏史	接触性过敏	患者接触性过敏的物质对象	字符	化妆品/染发剂/洗发水/化纤用品/肥皂/金属饰品(手表、项链、戒指、耳环)/细菌/霉菌/病毒/其他	入院记录–过敏史	中华人民共和国国家卫生和计划生育委员会.《电子病历基本数据集 第1部分:病例概要》等20项卫生行业标准(国卫通〔2014〕5号).第12部分:入院记录(WS 445.12—2014).
6	健康史	过敏史	过敏处理方式	患者过敏的处理方式	字符	/	入院记录–过敏史	中华人民共和国国家卫生和计划生育委员会.《电子病历基本数据集 第1部分:病例概要》等20项卫生行业标准(国卫通〔2014〕5号).第12部分:入院记录(WS 445.12—2014).

3. 出生史

序号	一级分类	二级分类	指标名称	定义	变量类型	值域	取值来源	指标来源
1	健康史	出生史	孕期用药情况	患者母孕期是否有用药或感染	字符	用药史/感染史/其他	入院记录–出生史	中华人民共和国国家卫生和计划生育委员会.《电子病历基本数据集 第1部分:病例概要》等20项卫生行业标准(国卫通〔2014〕5号).第12部分:入院记录(WS 445.12—2014).

续表

序号	一级分类	二级分类	指标名称	定义	变量类型	值域	取值来源	指标来源
2	健康史	出生史	出生体重(g)	患者出生后1小时内体重的测量值,计量单位为g	数值	可变长度,最小为3位、最大为4位的数字	入院记录-出生史	中华人民共和国国家卫生和计划生育委员会.《电子病历基本数据集第1部分:病例概要》等20项卫生行业标准(国卫通〔2014〕5号).第12部分:入院记录(WS 445.12—2014).
3	健康史	出生史	是否足月产	患者出生是否足月产	字符	是/否	入院记录-出生史	中华人民共和国国家卫生和计划生育委员会.《电子病历基本数据集第1部分:病例概要》等20项卫生行业标准(国卫通〔2014〕5号).第12部分:入院记录(WS 445.12—2014).

4.儿时呼吸病史

序号	一级分类	二级分类	指标名称	定义	变量类型	值域	取值来源	指标来源
1	健康史	儿时呼吸病史	儿时有无呼吸疾病史	患者儿时有无患呼吸疾病	字符	有/无	入院记录-健康史	中华人民共和国国家卫生和计划生育委员会.《电子病历基本数据集第1部分:病例概要》等20项卫生行业标准(国卫通〔2014〕5号).第12部分:入院记录(WS 445.12—2014).

续表

序号	一级分类	二级分类	指标名称	定义	变量类型	值域	取值来源	指标来源
2	健康史	儿时呼吸病史	儿时呼吸疾病种类	患者儿时患呼吸疾病种类	字符	肺炎/反复下呼吸道感染/百日咳/麻疹/肺结核/胸部外伤史/其他	入院记录-健康史	中华人民共和国国家卫生和计划生育委员会.《电子病历基本数据集第1部分:病例概要》等20项卫生行业标准(国卫通〔2014〕5号).第12部分:入院记录(WS 445.12—2014).

5.传染病接触史

序号	一级分类	二级分类	指标名称	定义	变量类型	值域	取值来源	指标来源
1	健康史	传染病接触史	有无传染病接触史	患者既往有无接触传染病	字符	有/无	入院记录-健康史	中华人民共和国国家卫生和计划生育委员会.《电子病历基本数据集第1部分:病例概要》等20项卫生行业标准(国卫通〔2014〕5号).第12部分:入院记录(WS 445.12—2014).
2	健康史	传染病接触史	接触传染病种类	患者接触的传染病种类	字符	结核/乙肝/HIV/其他	入院记录-健康史	中华人民共和国国家卫生和计划生育委员会.《电子病历基本数据集第1部分:病例概要》等20项卫生行业标准(国卫通〔2014〕5号).第12部分:入院记录(WS 445.12—2014).

续表

序号	一级分类	二级分类	指标名称	定义	变量类型	值域	取值来源	指标来源
3	健康史	传染病接触史	疫水接触史	患者有无接触疫水	字符	有/无	入院记录-健康史	中华人民共和国国家卫生和计划生育委员会.《电子病历基本数据集 第1部分:病例概要》等20项卫生行业标准(国卫通〔2014〕5号).第12部分:入院记录(WS 445.12—2014).

(四)婚育史

1.婚姻史

序号	一级分类	二级分类	指标名称	定义	变量类型	值域	取值来源	指标来源
1	婚育史	婚姻史	婚姻状况	患者当前的婚姻状况代码	字符	GB/T 2261.2—2003个人基本信息分类与代码表	入院记录-婚育史	中华人民共和国卫生部.《卫生信息数据元目录》等35项强制性卫生行业标准(国卫通〔2011〕13号).第3部分:人口学及社会经济学特征(WS 363.3—2011).

2.生育史

序号	一级分类	二级分类	指标名称	定义	变量类型	值域	取值来源	指标来源
1	婚育史	生育史	生育状况	患者的生育情况	字符	GB/T 2261.2—2003个人基本信息分类与代码表	入院记录-婚育史	中华人民共和国国家卫生和计划生育委员会.《电子病历基本数据集 第1部分:病例概要》等20项卫生行业标准(国卫通〔2014〕5号).第12部分:入院记录(WS 445.12—2014).

二　疾病相关

(一)健康危险因素

1.吸烟史

序号	一级分类	二级分类	指标名称	定义	变量类型	值域	取值来源	指标来源
1	健康危险因素	吸烟史	开始吸烟年龄(岁)	患者开始吸第一支烟的周岁年龄,计量单位为岁	数值	/	入院记录-吸烟史	中华人民共和国卫生部.《卫生信息数据元目录》等35项强制性卫生行业标准(国卫通〔2011〕13号).第5部分:健康危险因素(WS 363.5—2011).
2	健康危险因素	吸烟史	戒烟年龄(岁)	患者成功戒烟时的周岁年龄,计量单位为岁	数值	/	入院记录-吸烟史	中华人民共和国卫生部.《卫生信息数据元目录》等35项强制性卫生行业标准(国卫通〔2011〕13号).第5部分:健康危险因素(WS 363.5—2011).
3	健康危险因素	吸烟史	吸烟时长(年)	患者吸烟的累积时间长度,计量单位为年	数值	/	入院记录-吸烟史	中华人民共和国卫生部.《卫生信息数据元目录》等35项强制性卫生行业标准(国卫通〔2011〕13号).第5部分:健康危险因素(WS 363.5—2011).

续表

序号	一级分类	二级分类	指标名称	定义	变量类型	值域	取值来源	指标来源
4	健康危险因素	吸烟史	吸食烟草种类	患者吸食烟草的种类代码	字符	CV 03.00.103吸食烟草种类代码表	入院记录-吸烟史	中华人民共和国卫生部.《卫生信息数据元目录》等35项强制性卫生行业标准(国卫通〔2011〕13号).第5部分:健康危险因素(WS 363.5—2011).
5	健康危险因素	吸烟史	日吸烟量(支)	最近1个月内患者平均每天的吸烟量,计量单位为支	数值	最大长度为3位数字	入院记录-吸烟史	中华人民共和国卫生部.《卫生信息数据元目录》等35项强制性卫生行业标准(国卫通〔2011〕13号).第5部分:健康危险因素(WS 363.5—2011).
6	健康危险因素	吸烟史	吸烟习惯	患者固定时间的吸烟习惯	字符	晨起第一件事吸烟/睡前吸烟/无规律	入院记录-吸烟史	Global Initiative for Chronic Obstructive Lung Disease. Global Strategy for the Diagnosis, Management, and Prevention of Chronic Obstructive Pulmonary Disease 2019 report, 2018.

2.二手烟接触情况

序号	一级分类	二级分类	指标名称	定义	变量类型	值域	取值来源	指标来源
1	健康危险因素	二手烟接触情况	被动吸烟场所	患者被动吸烟所在场所在特定编码体系中的类别代码	字符	CV 03.00.102被动吸烟场所类别代码表	入院记录-吸烟史	中华人民共和国卫生部.《疾病控制基本数据集》等23项强制性卫生行业标准(国卫通〔2012〕13号).第8部分:行为危险因素监测(WS 375.8—2012).

续表

序号	一级分类	二级分类	指标名称	定义	变量类型	值域	取值来源	指标来源
2	健康危险因素	二手烟接触情况	接触二手烟频率(天)	患者一周内，在一天内接触二手烟累计超过15分钟的天数，计量单位为天	数值	0 ~ 7	入院记录-吸烟史	中华人民共和国卫生部.《疾病控制基本数据集》等23项强制性卫生行业标准(国卫通〔2012〕13号).第8部分：行为危险因素监测(WS 375.8—2012).
3	健康危险因素	二手烟接触情况	二手烟接触时长(年)	患者开始接触二手烟到结束的时长，计量单位为年	数值	0 ~ 100	入院记录-吸烟史	Global Initiative for Chronic Obstructive Lung Disease. Global Strategy for the Diagnosis, Management, and Prevention of Chronic Obstructive Pulmonary Disease 2019 report, 2018.
4	健康危险因素	二手烟接触情况	工作中吸烟人数	患者共同工作环境中的吸烟人数	数值	0 ~ 100	入院记录-吸烟史	Global Initiative for Chronic Obstructive Lung Disease. Global Strategy for the Diagnosis, Management, and Prevention of Chronic Obstructive Pulmonary Disease 2019 report, 2018.
5	健康危险因素	二手烟接触情况	共同居住人中有无吸烟	与患者共同居住人中有无吸烟	字符	有/无	入院记录-吸烟史	Global Initiative for Chronic Obstructive Lung Disease. Global Strategy for the Diagnosis, Management, and Prevention of Chronic Obstructive Pulmonary Disease 2019 report, 2018.

续表

序号	一级分类	二级分类	指标名称	定义	变量类型	值域	取值来源	指标来源
6	健康危险因素	二手烟接触情况	共同居住人中的吸烟人数	与患者共同居住的人中的吸烟人数	数值	0～100	入院记录-吸烟史	Global Initiative for Chronic Obstructive Lung Disease. Global Strategy for the Diagnosis, Management, and Prevention of Chronic Obstructive Pulmonary Disease 2019 report, 2018.
7	健康危险因素	二手烟接触情况	与吸烟者共同居住时长(年)	患者与吸烟者共同居住时长,计量单位为年	数值	0～100	入院记录-吸烟史	Global Initiative for Chronic Obstructive Lung Disease. Global Strategy for the Diagnosis, Management, and Prevention of Chronic Obstructive Pulmonary Disease 2019 report, 2018.

3. 饮酒史

序号	一级分类	二级分类	指标名称	定义	变量类型	值域	取值来源	指标来源
1	健康危险因素	饮酒史	有无饮酒史	患者既往有无饮酒	字符	有/无	入院记录-饮酒史	中华人民共和国卫生部.《卫生信息数据元目录》等35项强制性卫生行业标准(国卫通〔2011〕13号).第5部分:健康危险因素(WS 363.5—2011).
2	健康危险因素	饮酒史	饮酒频率	患者饮酒的频率在特定编码体系中的代码	数值	CV 03.00.104 饮酒频率代码表	入院记录-饮酒史	中华人民共和国卫生部.《卫生信息数据元目录》等35项强制性卫生行业标准(国卫通〔2011〕13号).第5部分:健康危险因素(WS 363.5—2011).

续表

序号	一级分类	二级分类	指标名称	定义	变量类型	值域	取值来源	指标来源
3	健康危险因素	饮酒史	饮酒时长(年)	患者饮酒的累计时间长度,计量单位为年	数值	0～100	入院记录-饮酒史	中华人民共和国卫生部.《卫生信息数据元目录》等35项强制性卫生行业标准(国卫通〔2011〕13号).第5部分:健康危险因素(WS 363.5—2011).
4	健康危险因素	饮酒史	日饮酒量(两)	患者平均每天的饮酒量相当于白酒量,计量单位为两	数值	最大长度为3位数字	入院记录-饮酒史	中华人民共和国卫生部.《卫生信息数据元目录》等35项强制性卫生行业标准(国卫通〔2011〕13号).第5部分:健康危险因素(WS 363.5—2011).
5	健康危险因素	饮酒史	饮酒种类	患者饮酒的种类在特定编码体系中的代码	字符	CV 03.00.105 饮酒种类代码表	入院记录-饮酒史	中华人民共和国卫生部.《卫生信息数据元目录》等35项强制性卫生行业标准(国卫通〔2011〕13号).第5部分:健康危险因素(WS 363.5—2011).

4.职业接触史

序号	一级分类	二级分类	指标名称	定义	变量类型	值域	取值来源	指标来源
1	健康危险因素	职业接触史	职业暴露史标志	标识患者是否有职业暴露史	字符	是/否	入院记录-职业接触史	中华人民共和国卫生部.《卫生信息数据元目录》等35项强制性卫生行业标准(国卫通〔2011〕13号).第5部分:健康危险因素(WS 363.5—2011).

续表

序号	一级分类	二级分类	指标名称	定义	变量类型	值域	取值来源	指标来源
2	健康危险因素	职业接触史	职业暴露危险因素种类	患者职业接触危害因素在特定编码体系中的代码	字符	CV 03.00.203 职业病危害因素类别代码表	入院记录-职业接触史	中华人民共和国卫生部.《卫生信息数据元目录》等35项强制性卫生行业标准(国卫通〔2011〕13号).第5部分:健康危险因素(WS 363.5—2011).

(二)疾病症状

呼吸道症状

序号	一级分类	二级分类	指标名称	定义	变量类型	值域	取值来源	指标来源
1	疾病症状	呼吸道症状	活动后是否气促	患者活动后是否出现呼吸短促或呼吸急促	字符	是/否	入院记录-现病史	Global Initiative for Chronic Obstructive Lung Disease. Global Strategy for the Diagnosis, Management, and Prevention of Chronic Obstructive Pulmonary Disease 2019 report, 2018.
2	疾病症状	呼吸道症状	活动后气促时长(年)	患者从开始出现活动后气促到本次就诊的时长,计量单位为年	数值	0～100	入院记录-现病史	Global Initiative for Chronic Obstructive Lung Disease. Global Strategy for the Diagnosis, Management, and Prevention of Chronic Obstructive Pulmonary Disease 2019 report, 2018.
3	疾病症状	呼吸道症状	慢性咳嗽	患者是否咳嗽>8周	字符	是/否	入院记录-现病史	Global Initiative for Chronic Obstructive Lung Disease. Global Strategy for the Diagnosis, Management, and Prevention of Chronic Obstructive Pulmonary Disease 2019 report, 2018.

续表

序号	一级分类	二级分类	指标名称	定义	变量类型	值域	取值来源	指标来源
4	疾病症状	呼吸道症状	慢性咳嗽时长（年）	患者从开始出现咳嗽到本次就诊的时长，计量单位为年	数值	0 ~ 100	入院记录-现病史	Global Initiative for Chronic Obstructive Lung Disease. Global Strategy for the Diagnosis, Management, and Prevention of Chronic Obstructive Pulmonary Disease 2019 report, 2018.
5	疾病症状	呼吸道症状	咳嗽规律	患者咳嗽有无昼夜规律或受天气影响	字符	早上显著/晚上显著/随天气变化/无规律/其他	入院记录-现病史	Global Initiative for Chronic Obstructive Lung Disease. Global Strategy for the Diagnosis, Management, and Prevention of Chronic Obstructive Pulmonary Disease 2019 report, 2018.
6	疾病症状	呼吸道症状	慢性咳痰	患者有无咳痰>8周	字符	有/无	入院记录-现病史	Global Initiative for Chronic Obstructive Lung Disease. Global Strategy for the Diagnosis, Management, and Prevention of Chronic Obstructive Pulmonary Disease 2019 report, 2018.
7	疾病症状	呼吸道症状	慢性咳痰时长（年）	患者从开始出现咳痰到本次就诊的时长，计量单位为年	数值	0 ~ 100	入院记录-现病史	Global Initiative for Chronic Obstructive Lung Disease. Global Strategy for the Diagnosis, Management, and Prevention of Chronic Obstructive Pulmonary Disease 2019 report, 2018.
8	疾病症状	呼吸道症状	痰性质	痰的颜色和性状	字符	白色泡沫痰/白黏痰/黄白黏痰/黄脓痰/其他	入院记录-现病史	Global Initiative for Chronic Obstructive Lung Disease. Global Strategy for the Diagnosis, Management, and Prevention of Chronic Obstructive Pulmonary Disease 2019 report, 2018.

续表

序号	一级分类	二级分类	指标名称	定义	变量类型	值域	取值来源	指标来源
9	疾病症状	呼吸道症状	胸闷	患者有无自觉胸中堵塞不畅、胸闷不舒	字符	有/无	入院记录-现病史	Global Initiative for Chronic Obstructive Lung Disease. Global Strategy for the Diagnosis, Management, and Prevention of Chronic Obstructive Pulmonary Disease 2019 report, 2018.
10	疾病症状	呼吸道症状	胸闷时长(年)	患者从开始出现胸闷到本次就诊的时长，计量单位为年	数值	0～100	入院记录-现病史	Global Initiative for Chronic Obstructive Lung Disease. Global Strategy for the Diagnosis, Management, and Prevention of Chronic Obstructive Pulmonary Disease 2019 report, 2018.
11	疾病症状	呼吸道症状	喘息	患者有无气喘	字符	有/无	入院记录-现病史	Global Initiative for Chronic Obstructive Lung Disease. Global Strategy for the Diagnosis, Management, and Prevention of Chronic Obstructive Pulmonary Disease 2019 report, 2018.
12	疾病症状	呼吸道症状	喘息时长(年)	患者从开始出现喘息到本次就诊的时长，计量单位为年	数值	0～100	入院记录-现病史	Global Initiative for Chronic Obstructive Lung Disease. Global Strategy for the Diagnosis, Management, and Prevention of Chronic Obstructive Pulmonary Disease 2019 report, 2018.
13	疾病症状	呼吸道症状	咯血	患者有无喉及喉部以下的呼吸道及肺任何部位的出血经口腔咳出	字符	有/无	入院记录-现病史	万学红，卢雪峰.诊断学.8版.北京：人民卫生出版社，2013.

续表

序号	一级分类	二级分类	指标名称	定义	变量类型	值域	取值来源	指标来源
14	疾病症状	呼吸道症状	咯血时长(年)	患者从开始出现咯血到本次就诊的时长，计量单位为年	数值	0～100	入院记录-现病史	万学红，卢雪峰．诊断学．8版．北京：人民卫生出版社，2013.
15	疾病症状	呼吸道症状	有无胸痛	患者有无胸部疼痛	字符	有/无	入院记录-现病史	万学红，卢雪峰．诊断学．8版．北京：人民卫生出版社，2013.
16	疾病症状	呼吸道症状	胸痛时长(年)	患者从开始出现胸痛到本次就诊的时长，计量单位为年	数值	0～100	入院记录-现病史	万学红，卢雪峰．诊断学．8版．北京：人民卫生出版社，2013.
17	疾病症状	呼吸道症状	痰液量(mL)	患者有泡沫液痰或黏液痰时的痰液含量，计量单位为mL	数值	0～100	入院记录-现病史	Global Initiative for Chronic Obstructive Lung Disease. Global Strategy for the Diagnosis, Management, and Prevention of Chronic Obstructive Pulmonary Disease 2019 report, 2018.
18	疾病症状	呼吸道症状	咯血量(mL)	患者咯血的量，计量单位为mL	数值	/	入院记录-现病史	万学红，卢雪峰．诊断学．8版．北京：人民卫生出版社，2013.

(三)诊断信息

1.肿瘤部位

序号	一级分类	二级分类	指标名称	定义	变量类型	值域	取值来源	指标来源
1	诊断信息	肿瘤部位	肺门	患者肿瘤所在的解剖学部位是否在肺门	字符	是/否	病案首页-出院记录中的出院全部诊断或者门诊记录全部诊断	中华医学会肿瘤学分会,中华医学会杂志社.中华医学会肿瘤学分会肺癌临床诊疗指南(2021版).中华医学杂志,2021,101(23):1725-1757.
2	诊断信息	肿瘤部位	肺上沟	患者肿瘤所在的解剖学部位是否在肺上沟	字符	是/否	病案首页-出院记录中的出院全部诊断或者门诊记录全部诊断	中华医学会肿瘤学分会,中华医学会杂志社.中华医学会肿瘤学分会肺癌临床诊疗指南(2021版).中华医学杂志,2021,101(23):1725-1757.
3	诊断信息	肿瘤部位	肺上下叶	患者肿瘤所在的解剖学部位是否在肺上下叶	字符	是/否	病案首页-出院记录中的出院全部诊断或者门诊记录全部诊断	中华医学会肿瘤学分会,中华医学会杂志社.中华医学会肿瘤学分会肺癌临床诊疗指南(2021版).中华医学杂志,2021,101(23):1725-1757.
4	诊断信息	肿瘤部位	肺上叶	患者肿瘤所在的解剖学部位是否在肺上叶	字符	是/否	病案首页-出院记录中的出院全部诊断或者门诊记录全部诊断	中华医学会肿瘤学分会,中华医学会杂志社.中华医学会肿瘤学分会肺癌临床诊疗指南(2021版).中华医学杂志,2021,101(23):1725-1757.

续表

序号	一级分类	二级分类	指标名称	定义	变量类型	值域	取值来源	指标来源
5	诊断信息	肿瘤部位	肺下叶	患者肿瘤所在的解剖学部位是否在肺下叶	字符	是/否	病案首页-出院记录中的出院全部诊断或者门诊记录全部诊断	中华医学会肿瘤学分会，中华医学会杂志社. 中华医学会肿瘤学分会肺癌临床诊疗指南(2021版). 中华医学杂志，2021，101(23)：1725-1757.
6	诊断信息	肿瘤部位	肺中上叶	患者肿瘤所在的解剖学部位是否在肺中上叶	字符	是/否	病案首页-出院记录中的出院全部诊断或者门诊记录全部诊断	中华医学会肿瘤学分会，中华医学会杂志社. 中华医学会肿瘤学分会肺癌临床诊疗指南(2021版). 中华医学杂志，2021，101(23)：1725-1757.
7	诊断信息	肿瘤部位	肺中下叶	患者肿瘤所在的解剖学部位是否在肺中下叶	字符	是/否	病案首页-出院记录中的出院全部诊断或者门诊记录全部诊断	中华医学会肿瘤学分会，中华医学会杂志社. 中华医学会肿瘤学分会肺癌临床诊疗指南(2021版). 中华医学杂志，2021，101(23)：1725-1757.
8	诊断信息	肿瘤部位	肺中叶	患者肿瘤所在的解剖学部位是否在肺中叶	字符	是/否	病案首页-出院记录中的出院全部诊断或者门诊记录全部诊断	中华医学会肿瘤学分会，中华医学会杂志社. 中华医学会肿瘤学分会肺癌临床诊疗指南(2021版). 中华医学杂志，2021，101(23)：1725-1757.

续表

序号	一级分类	二级分类	指标名称	定义	变量类型	值域	取值来源	指标来源
9	诊断信息	肿瘤部位	上叶支气管或肺	患者肿瘤所在的解剖学部位是否在上叶支气管或肺	字符	是/否	病案首页-出院记录中的出院全部诊断或者门诊记录全部诊断	中华医学会肿瘤学分会，中华医学会杂志社.中华医学会肿瘤学分会肺癌临床诊疗指南(2021版).中华医学杂志，2021，101(23)：1725-1757.
10	诊断信息	肿瘤部位	支气管	患者肿瘤所在的解剖学部位是否在支气管	字符	是/否	病案首页-出院记录中的出院全部诊断或者门诊记录全部诊断	中华医学会肿瘤学分会，中华医学会杂志社.中华医学会肿瘤学分会肺癌临床诊疗指南(2021版).中华医学杂志，2021，101(23)：1725-1757.
11	诊断信息	肿瘤部位	支气管或肺	患者肿瘤所在的解剖学部位是否在支气管或肺	字符	是/否	病案首页-出院记录中的出院全部诊断或者门诊记录全部诊断	中华医学会肿瘤学分会，中华医学会杂志社.中华医学会肿瘤学分会肺癌临床诊疗指南(2021版).中华医学杂志，2021，101(23)：1725-1757.
12	诊断信息	肿瘤部位	中叶支气管或肺	患者肿瘤所在的解剖学部位是否在中叶支气管或肺	字符	是/否	病案首页-出院记录中的出院全部诊断或者门诊记录全部诊断	中华医学会肿瘤学分会，中华医学会杂志社.中华医学会肿瘤学分会肺癌临床诊疗指南(2021版).中华医学杂志，2021，101(23)：1725-1757.

续表

序号	一级分类	二级分类	指标名称	定义	变量类型	值域	取值来源	指标来源
13	诊断信息	肿瘤部位	主支气管	患者肿瘤所在的解剖学部位是否在主支气管	字符	是/否	病案首页-出院记录中的出院全部诊断或者门诊记录全部诊断	中华医学会肿瘤学分会，中华医学会杂志社. 中华医学会肿瘤学分会肺癌临床诊疗指南（2021版）. 中华医学杂志，2021，101（23）：1725-1757.

2. 肿瘤形态学

序号	一级分类	二级分类	指标名称	定义	变量类型	值域	取值来源	指标来源
1	诊断信息	肿瘤形态学	间叶性肿瘤	患者肿瘤所表现的形态学特征是否为间叶性肿瘤	字符	是/否	病案首页-出院记录中的出院全部诊断或者门诊记录全部诊断	中华医学会肿瘤学分会，中华医学会杂志社. 中华医学会肿瘤学分会肺癌临床诊疗指南（2021版）. 中华医学杂志，2021，101（23）：1725-1757.
2	诊断信息	肿瘤形态学	鳞癌	患者肿瘤所表现的形态学特征是否为鳞癌	字符	是/否	病案首页-出院记录中的出院全部诊断或者门诊记录全部诊断	中华医学会肿瘤学分会，中华医学会杂志社. 中华医学会肿瘤学分会肺癌临床诊疗指南（2021版）. 中华医学杂志，2021，101（23）：1725-1757.

续表

序号	一级分类	二级分类	指标名称	定义	变量类型	值域	取值来源	指标来源
3	诊断信息	肿瘤形态学	肉瘤样癌	患者肿瘤所表现的形态学特征是否为肉瘤样癌	字符	是/否	病案首页-出院记录中的出院全部诊断或者门诊记录全部诊断	中华医学会肿瘤学分会,中华医学会杂志社.中华医学会肿瘤学分会肺癌临床诊疗指南(2021版).中华医学杂志,2021,101(23):1725-1757.
4	诊断信息	肿瘤形态学	乳头状瘤	患者肿瘤所表现的形态学特征是否为乳头状瘤	字符	是/否	病案首页-出院记录中的出院全部诊断或者门诊记录全部诊断	中华医学会肿瘤学分会,中华医学会杂志社.中华医学会肿瘤学分会肺癌临床诊疗指南(2021版).中华医学杂志,2021,101(23):1725-1757.
5	诊断信息	肿瘤形态学	唾液型肿瘤	患者肿瘤所表现的形态学特征是否为唾液型肿瘤	字符	是/否	病案首页-出院记录中的出院全部诊断或者门诊记录全部诊断	中华医学会肿瘤学分会,中华医学会杂志社.中华医学会肿瘤学分会肺癌临床诊疗指南(2021版).中华医学杂志,2021,101(23):1725-1757.
6	诊断信息	肿瘤形态学	细支气管肺泡癌	患者肿瘤所表现的形态学特征是否为细支气管肺泡癌	字符	是/否	病案首页-出院记录中的出院全部诊断或者门诊记录全部诊断	中华医学会肿瘤学分会,中华医学会杂志社.中华医学会肿瘤学分会肺癌临床诊疗指南(2021版).中华医学杂志,2021,101(23):1725-1757.

续表

序号	一级分类	二级分类	指标名称	定义	变量类型	值域	取值来源	指标来源
7	诊断信息	肿瘤形态学	下叶支气管或肺癌	患者肿瘤所表现的形态学特征是否为下叶支气管或肺癌	字符	是/否	病案首页-出院记录中的出院全部诊断或者门诊记录全部诊断	中华医学会肿瘤学分会，中华医学会杂志社.中华医学会肿瘤学分会肺癌临床诊疗指南(2021版).中华医学杂志，2021，101(23)：1725-1757.
8	诊断信息	肿瘤形态学	腺癌	患者肿瘤所表现的形态学特征是否为腺癌	字符	是/否	病案首页-出院记录中的出院全部诊断或者门诊记录全部诊断	中华医学会肿瘤学分会，中华医学会杂志社.中华医学会肿瘤学分会肺癌临床诊疗指南(2021版).中华医学杂志，2021，101(23)：1725-1757.
9	诊断信息	肿瘤形态学	腺鳞癌	患者肿瘤所表现的形态学特征是否为腺鳞癌	字符	是/否	病案首页-出院记录中的出院全部诊断或者门诊记录全部诊断	中华医学会肿瘤学分会，中华医学会杂志社.中华医学会肿瘤学分会肺癌临床诊疗指南(2021版).中华医学杂志，2021，101(23)：1725-1757.
10	诊断信息	肿瘤形态学	腺瘤	患者肿瘤所表现的形态学特征是否为腺瘤	字符	是/否	病案首页-出院记录中的出院全部诊断或者门诊记录全部诊断	中华医学会肿瘤学分会，中华医学会杂志社.中华医学会肿瘤学分会肺癌临床诊疗指南(2021版).中华医学杂志，2021，101(23)：1725-1757.

续表

序号	一级分类	二级分类	指标名称	定义	变量类型	值域	取值来源	指标来源
11	诊断信息	肿瘤形态学	小细胞癌	患者肿瘤所表现的形态学特征是否为小细胞癌	字符	是/否	病案首页-出院记录中的出院全部诊断或者门诊记录全部诊断	中华医学会肿瘤学分会，中华医学会杂志社.中华医学会肿瘤学分会肺癌临床诊疗指南(2021版).中华医学杂志，2021，101(23)：1725-1757.
12	诊断信息	肿瘤形态学	大细胞癌	患者肿瘤所表现的形态学特征是否为大细胞癌	字符	是/否	病案首页-出院记录中的出院全部诊断或者门诊记录全部诊断	中华医学会肿瘤学分会，中华医学会杂志社.中华医学会肿瘤学分会肺癌临床诊疗指南(2021版).中华医学杂志，2021，101(23)：1725-1757.
13	诊断信息	肿瘤形态学	大细胞神经内分泌癌	患者肿瘤所表现的形态学特征是否为大细胞神经内分泌癌	字符	是/否	病案首页-出院记录中的出院全部诊断或者门诊记录全部诊断	中华医学会肿瘤学分会，中华医学会杂志社.中华医学会肿瘤学分会肺癌临床诊疗指南(2021版).中华医学杂志，2021，101(23)：1725-1757.

3.肿瘤分期

序号	一级分类	二级分类	指标名称	定义	变量类型	值域	取值来源	指标来源
1	诊断信息	肿瘤分期	ⅠA	患者肿瘤分期是否在ⅠA期	字符	是/否	病案首页-出院记录中的出院全部诊断或者门诊记录全部诊断	中华医学会肿瘤学分会，中华医学会杂志社.中华医学会肿瘤学分会肺癌临床诊疗指南(2021版).中华医学杂志，2021，101(23)：1725-1757.

续表

序号	一级分类	二级分类	指标名称	定义	变量类型	值域	取值来源	指标来源
2	诊断信息	肿瘤分期	ⅠB	患者肿瘤分期是否在ⅠB期	字符	是/否	病案首页-出院记录中的出院全部诊断或者门诊记录全部诊断	中华医学会肿瘤学分会,中华医学会杂志社.中华医学会肿瘤学分会肺癌临床诊疗指南(2021版).中华医学杂志,2021,101(23):1725-1757.
3	诊断信息	肿瘤分期	ⅡA	患者肿瘤分期是否在ⅡA期	字符	是/否	病案首页-出院记录中的出院全部诊断或者门诊记录全部诊断	中华医学会肿瘤学分会,中华医学会杂志社.中华医学会肿瘤学分会肺癌临床诊疗指南(2021版).中华医学杂志,2021,101(23):1725-1757.
4	诊断信息	肿瘤分期	ⅡB	患者肿瘤分期是否在ⅡB期	字符	是/否	病案首页-出院记录中的出院全部诊断或者门诊记录全部诊断	中华医学会肿瘤学分会,中华医学会杂志社.中华医学会肿瘤学分会肺癌临床诊疗指南(2021版).中华医学杂志,2021,101(23):1725-1757.
5	诊断信息	肿瘤分期	ⅢA	患者肿瘤分期是否在ⅢA期	字符	是/否	病案首页-出院记录中的出院全部诊断或者门诊记录全部诊断	中华医学会肿瘤学分会,中华医学会杂志社.中华医学会肿瘤学分会肺癌临床诊疗指南(2021版).中华医学杂志,2021,101(23):1725-1757.
6	诊断信息	肿瘤分期	ⅢB	患者肿瘤分期是否在ⅢB期	字符	是/否	病案首页-出院记录中的出院全部诊断或者门诊记录全部诊断	中华医学会肿瘤学分会,中华医学会杂志社.中华医学会肿瘤学分会肺癌临床诊疗指南(2021版).中华医学杂志,2021,101(23):1725-1757.

续表

序号	一级分类	二级分类	指标名称	定义	变量类型	值域	取值来源	指标来源
7	诊断信息	肿瘤分期	ⅢC	患者肿瘤分期是否在ⅢC期	字符	是/否	病案首页-出院记录中的出院全部诊断或者门诊记录全部诊断	中华医学会肿瘤学分会，中华医学会杂志社.中华医学会肿瘤学分会肺癌临床诊疗指南(2021版).中华医学杂志，2021，101(23)：1725-1757.
8	诊断信息	肿瘤分期	Ⅳ	患者肿瘤分期是否在Ⅳ期	字符	是/否	病案首页-出院记录中的出院全部诊断或者门诊记录全部诊断	中华医学会肿瘤学分会，中华医学会杂志社.中华医学会肿瘤学分会肺癌临床诊疗指南(2021版).中华医学杂志，2021，101(23)：1725-1757.
9	诊断信息	肿瘤分期	M0	患者肿瘤TNM分期是否在M0期	字符	是/否	病案首页-出院记录中的出院全部诊断或者门诊记录全部诊断	中华医学会肿瘤学分会，中华医学会杂志社.中华医学会肿瘤学分会肺癌临床诊疗指南(2021版).中华医学杂志，2021，101(23)：1725-1757.
10	诊断信息	肿瘤分期	M1	患者肿瘤TNM分期是否在M1期	字符	是/否	病案首页-出院记录中的出院全部诊断或者门诊记录全部诊断	中华医学会肿瘤学分会，中华医学会杂志社.中华医学会肿瘤学分会肺癌临床诊疗指南(2021版).中华医学杂志，2021，101(23)：1725-1757.
11	诊断信息	肿瘤分期	Mx	患者肿瘤TNM分期是否在Mx期	字符	是/否	病案首页-出院记录中的出院全部诊断或者门诊记录全部诊断	中华医学会肿瘤学分会，中华医学会杂志社.中华医学会肿瘤学分会肺癌临床诊疗指南(2021版).中华医学杂志，2021，101(23)：1725-1757.

续表

序号	一级分类	二级分类	指标名称	定义	变量类型	值域	取值来源	指标来源
12	诊断信息	肿瘤分期	N0	患者肿瘤TNM分期是否在N0期	字符	是/否	病案首页-出院记录中的出院全部诊断或者门诊记录全部诊断	中华医学会肿瘤学分会,中华医学会杂志社.中华医学会肿瘤学分会肺癌临床诊疗指南(2021版).中华医学杂志,2021,101(23):1725-1757.
13	诊断信息	肿瘤分期	N1	患者肿瘤TNM分期是否在N1期	字符	是/否	病案首页-出院记录中的出院全部诊断或者门诊记录全部诊断	中华医学会肿瘤学分会,中华医学会杂志社.中华医学会肿瘤学分会肺癌临床诊疗指南(2021版).中华医学杂志,2021,101(23):1725-1757.
14	诊断信息	肿瘤分期	N2	患者肿瘤TNM分期是否在N2期	字符	是/否	病案首页-出院记录中的出院全部诊断或者门诊记录全部诊断	中华医学会肿瘤学分会,中华医学会杂志社.中华医学会肿瘤学分会肺癌临床诊疗指南(2021版).中华医学杂志,2021,101(23):1725-1757.
15	诊断信息	肿瘤分期	N3	患者肿瘤TNM分期是否在N3期	字符	是/否	病案首页-出院记录中的出院全部诊断或者门诊记录全部诊断	中华医学会肿瘤学分会,中华医学会杂志社.中华医学会肿瘤学分会肺癌临床诊疗指南(2021版).中华医学杂志,2021,101(23):1725-1757.
16	诊断信息	肿瘤分期	Nx	患者肿瘤TNM分期是否在Nx期	字符	是/否	病案首页-出院记录中的出院全部诊断或者门诊记录全部诊断	中华医学会肿瘤学分会,中华医学会杂志社.中华医学会肿瘤学分会肺癌临床诊疗指南(2021版).中华医学杂志,2021,101(23):1725-1757.

续表

序号	一级分类	二级分类	指标名称	定义	变量类型	值域	取值来源	指标来源
17	诊断信息	肿瘤分期	T0	患者肿瘤TNM分期是否在T0期	字符	是/否	病案首页-出院记录中的出院全部诊断或者门诊记录全部诊断	中华医学会肿瘤学分会,中华医学会杂志社.中华医学会肿瘤学分会肺癌临床诊疗指南(2021版).中华医学杂志,2021,101(23):1725-1757.
18	诊断信息	肿瘤分期	T1a	患者肿瘤TNM分期是否在T1a期	字符	是/否	病案首页-出院记录中的出院全部诊断或者门诊记录全部诊断	中华医学会肿瘤学分会,中华医学会杂志社.中华医学会肿瘤学分会肺癌临床诊疗指南(2021版).中华医学杂志,2021,101(23):1725-1757.
19	诊断信息	肿瘤分期	T1b	患者肿瘤TNM分期是否在T1b期	字符	是/否	病案首页-出院记录中的出院全部诊断或者门诊记录全部诊断	中华医学会肿瘤学分会,中华医学会杂志社.中华医学会肿瘤学分会肺癌临床诊疗指南(2021版).中华医学杂志,2021,101(23):1725-1757.
20	诊断信息	肿瘤分期	T1c	患者肿瘤TNM分期是否在T1c期	字符	是/否	病案首页-出院记录中的出院全部诊断或者门诊记录全部诊断	中华医学会肿瘤学分会,中华医学会杂志社.中华医学会肿瘤学分会肺癌临床诊疗指南(2021版).中华医学杂志,2021,101(23):1725-1757.
21	诊断信息	肿瘤分期	T2a	患者肿瘤TNM分期是否在T2a期	字符	是/否	病案首页-出院记录中的出院全部诊断或者门诊记录全部诊断	中华医学会肿瘤学分会,中华医学会杂志社.中华医学会肿瘤学分会肺癌临床诊疗指南(2021版).中华医学杂志,2021,101(23):1725-1757.

续表

序号	一级分类	二级分类	指标名称	定义	变量类型	值域	取值来源	指标来源
22	诊断信息	肿瘤分期	T2b	患者肿瘤TNM分期是否在T2b期	字符	是/否	病案首页-出院记录中的出院全部诊断或者门诊记录全部诊断	中华医学会肿瘤学分会，中华医学会杂志社．中华医学会肿瘤学分会肺癌临床诊疗指南(2021版)．中华医学杂志，2021，101(23)：1725-1757.
23	诊断信息	肿瘤分期	T3	患者肿瘤TNM分期是否在T3期	字符	是/否	病案首页-出院记录中的出院全部诊断或者门诊记录全部诊断	中华医学会肿瘤学分会，中华医学会杂志社．中华医学会肿瘤学分会肺癌临床诊疗指南(2021版)．中华医学杂志，2021，101(23)：1725-1757.
24	诊断信息	肿瘤分期	T4	患者肿瘤TNM分期是否在T4期	字符	是/否	病案首页-出院记录中的出院全部诊断或者门诊记录全部诊断	中华医学会肿瘤学分会，中华医学会杂志社．中华医学会肿瘤学分会肺癌临床诊疗指南(2021版)．中华医学杂志，2021，101(23)：1725-1757.
25	诊断信息	肿瘤分期	Tis	患者肿瘤TNM分期是否在Tis期	字符	是/否	病案首页-出院记录中的出院全部诊断或者门诊记录全部诊断	中华医学会肿瘤学分会，中华医学会杂志社．中华医学会肿瘤学分会肺癌临床诊疗指南(2021版)．中华医学杂志，2021，101(23)：1725-1757.
26	诊断信息	肿瘤分期	Tx	患者肿瘤TNM分期是否在Tx期	字符	是/否	病案首页-出院记录中的出院全部诊断或者门诊记录全部诊断	中华医学会肿瘤学分会，中华医学会杂志社．中华医学会肿瘤学分会肺癌临床诊疗指南(2021版)．中华医学杂志，2021，101(23)：1725-1757.

续表

序号	一级分类	二级分类	指标名称	定义	变量类型	值域	取值来源	指标来源
27	诊断信息	肿瘤分期	广泛期	患者肺部肿瘤是否超越了一侧胸腔，可以有心包积液和（或）远处转移	字符	是/否	病案首页-出院记录中的出院全部诊断或者门诊记录全部诊断	中华医学会肿瘤学分会，中华医学会杂志社.中华医学会肿瘤学分会肺癌临床诊疗指南（2021版）.中华医学杂志，2021，101（23）：1725-1757.
28	诊断信息	肿瘤分期	局限期	患者肺部肿瘤是否局限在一侧胸腔，或在一个放射野的范围内	字符	是/否	病案首页-出院记录中的出院全部诊断或者门诊记录全部诊断	中华医学会肿瘤学分会，中华医学会杂志社.中华医学会肿瘤学分会肺癌临床诊疗指南（2021版）.中华医学杂志，2021，101（23）：1725-1757.

三　检验检查

(一)体格检查

生命体征

序号	一级分类	二级分类	指标名称	定义	变量类型	值域	取值来源	指标来源
1	体格检查	生命体征	ECOG评分	体力状况ECOG评分标准 Zubrod－ECOG-WHO(ZPS,5分法)	字符	0/1/2/3/4/5	入院记录-主诉	AKMD D A, ABEIMANN W H, CRAVER L F, et al. The Use of the Nitrogen Mustards in the Palliative Treatment of Carcinoma. 2006, 1(4): 634-656.
2	体格检查	生命体征	KPS评分	Karnofsky(卡氏,KPS,百分法)功能状态评分标准	字符	0/10/20/30/40/50/60/70/80/90/100	入院记录-主诉	AKMD D A, ABEIMANN W H, CRAVER L F, et al. The Use of the Nitrogen Mustards in the Palliative Treatment of Carcinoma. 2006, 1(4): 634-656.
3	体格检查	生命体征	呼吸频率(次/分)	患者每分钟呼吸次数的测量值,计量单位为次/分	数值	可变长度,最大为3位数字	入院记录-体格检查	中华人民共和国国家卫生和计划生育委员会.《电子病历基本数据集 第1部分:病例概要》等20项卫生行业标准(国卫通〔2014〕5号).第12部分:入院记录(WS 445.12—2014).

续表

序号	一级分类	二级分类	指标名称	定义	变量类型	值域	取值来源	指标来源
4	体格检查	生命体征	身高（cm）	患者身高的测量值，计量单位为cm	数值	可变长度，最小为4位、最大为5位的十进制小数格式（包括小数点）数值，小数点后保留1位有效数字	入院记录-体格检查	中华人民共和国国家卫生和计划生育委员会.《电子病历基本数据集 第1部分：病例概要》等20项卫生行业标准（国卫通〔2014〕5号）.第12部分：入院记录（WS 445.12—2014）.
5	体格检查	生命体征	收缩压（mmHg）	患者收缩压的测量值，计量单位为mmHg	数值	可变长度，最小为2位、最大为3位的数字	入院记录-体格检查	中华人民共和国国家卫生和计划生育委员会.《电子病历基本数据集 第1部分：病例概要》等20项卫生行业标准（国卫通〔2014〕5号）.第12部分：入院记录（WS 445.12—2014）.
6	体格检查	生命体征	舒张压（mmHg）	患者舒张压的测量值，计量单位为mmHg	数值	可变长度，最小为2位、最大为3位的数字	入院记录-体格检查	中华人民共和国国家卫生和计划生育委员会.《电子病历基本数据集 第1部分：病例概要》等20项卫生行业标准（国卫通〔2014〕5号）.第12部分：入院记录（WS 445.12—2014）.
7	体格检查	生命体征	脉率（次/分）	患者每分钟脉搏次数的测量值，计量单位为次/分	数值	可变长度，最小为2位、最大为3位的数字	入院记录-体格检查	中华人民共和国国家卫生和计划生育委员会.《电子病历基本数据集 第1部分：病例概要》等20项卫生行业标准（国卫通〔2014〕5号）.第12部分：入院记录（WS 445.12—2014）.

续表

序号	一级分类	二级分类	指标名称	定义	变量类型	值域	取值来源	指标来源
8	体格检查	生命体征	体温（℃）	患者体温的测量值，计量单位为℃	数值	可变长度，3位的十进制小数格式（包括小数点）数值，小数点后保留1位有效数字	入院记录-体格检查	中华人民共和国国家卫生和计划生育委员会.《电子病历基本数据集 第1部分：病例概要》等20项卫生行业标准（国卫通〔2014〕5号）.第12部分：入院记录（WS 445.12—2014）.
9	体格检查	生命体征	体重（kg）	患者体重的测量值，计量单位为kg	数值	可变长度，最小为3位、最大为6位的十进制小数格式（包括小数点）数值，小数点后保留2位有效数字	入院记录-体格检查	中华人民共和国国家卫生和计划生育委员会.《电子病历基本数据集 第1部分：病例概要》等20项卫生行业标准（国卫通〔2014〕5号）.第12部分：入院记录（WS 445.12—2014）.
10	体格检查	生命体征	NRS评分	国际通用疼痛数字评定量表（Numericratingscale，NRS）	字符	1/2/3/4/5/6/7/8/9/10	入院记录-体格检查	万丽，赵晴，陈军，等.疼痛评估量表应用的中国专家共识（2020版）.中华疼痛学杂志，2020，16（03）：177-187.

（二）实验室检验

1.血气分析

序号	一级分类	二级分类	指标名称	定义	变量类型	值域	取值来源	指标来源
1	实验室检验	血气分析	血氧饱和度	血液中氧合血红蛋白占总血红蛋白的百分数	数值	0～100	实验室检查结果	王建枝，殷莲华.病理生理学.8版.北京：人民卫生出版社，2013.

续表

序号	一级分类	二级分类	指标名称	定义	变量类型	值域	取值来源	指标来源
2	实验室检验	血气分析	SaO_2 50%时的血氧分压	患者氧饱和度为50%时的血氧分压	数值	0～100	实验室检查结果	王建枝，殷莲华．病理生理学．8版．北京：人民卫生出版社，2013.
3	实验室检验	血气分析	pH	患者动脉血中H^+浓度的负对数，表示酸碱度	数值	6.0～8.0	实验室检查结果	王建枝，殷莲华．病理生理学．8版．北京：人民卫生出版社，2013.
4	实验室检验	血气分析	血氧分压（mmHg）	物理溶解于患者血液中的氧所产生的张力，计量单位为mmHg	数值	最大长度为3位的数字；可高于100，尤其是在吸氧状态下	实验室检查结果	王建枝，殷莲华．病理生理学．8版．北京：人民卫生出版社，2013.
5	实验室检验	血气分析	动脉血二氧化碳分压（kPa）	患者血浆中呈物理溶解状态的二氧化碳分子所产生的张力	数值	最大长度为3位的数字；疾病状态下可高于100	实验室检查结果	王建枝，殷莲华．病理生理学．8版．北京：人民卫生出版社，2013.
6	实验室检验	血气分析	实际碳酸氢盐	在隔绝空气的条件下，在实际动脉血二氧化碳分压、体温和血氧饱和度条件下测得的血浆HCO_3^-浓度	数值	0～100	实验室检查结果	王建枝，殷莲华．病理生理学．8版．北京：人民卫生出版社，2013.
7	实验室检验	血气分析	标准碳酸氢盐	全血在标准条件下，即二氧化碳分压为40 mmHg、温度38 ℃和血红蛋白氧饱和度为100%测得的血浆中HCO_3^-浓度	数值	0～100	实验室检查结果	王建枝，殷莲华．病理生理学．8版．北京：人民卫生出版社，2013.

续表

序号	一级分类	二级分类	指标名称	定义	变量类型	值域	取值来源	指标来源
8	实验室检验	血气分析	实际碱剩余	隔绝空气的血液标本在实际动脉血二氧化碳分压和氧饱和度条件下，将1 L全血滴定pH值至7.40时所需的酸或碱的含量	数值	/	实验室检查结果	刘成玉，罗春丽．临床检验基础．5版．北京：人民卫生出版社，2012.
9	实验室检验	血气分析	碱剩余	在标准条件下，用酸或碱滴定全血标本至pH值等于7.40时所需的酸或碱的量	数值	0±2.3 mmol/L	实验室检查结果	王建枝，殷莲华．病理生理学．8版．北京：人民卫生出版社，2013.
10	实验室检验	血气分析	氧合血红蛋白浓度	单位体积血液内所含氧合血红蛋白的量	数值	0～100	实验室检查结果	刘成玉，罗春丽．临床检验基础．5版．北京：人民卫生出版社，2012.

2. 血常规

序号	一级分类	二级分类	指标名称	定义	变量类型	值域	取值来源	指标来源
1	实验室检验	血常规	血常规检测	患者是否有做血常规检测	字符	是/否	实验室检查结果	刘成玉，罗春丽．临床检验基础．5版．北京：人民卫生出版社，2012.
2	实验室检验	血常规	白细胞计数	测定单位容积的外周血液中白细胞总数	数值	最大长度为4位数字，可保留1位小数	实验室检查结果	刘成玉，罗春丽．临床检验基础．5版．北京：人民卫生出版社，2012.

续表

序号	一级分类	二级分类	指标名称	定义	变量类型	值域	取值来源	指标来源
3	实验室检验	血常规	中性粒细胞计数	测定单位容积的外周血液中中性粒细胞的总数	数值	最大长度为3位数字	实验室检查结果	刘成玉,罗春丽.临床检验基础.5版.北京:人民卫生出版社,2012.
4	实验室检验	血常规	中性粒细胞比例	单位容积外周血液中中性粒细胞的数量占白细胞总数的比例	数值	0～100	实验室检查结果	刘成玉,罗春丽.临床检验基础.5版.北京:人民卫生出版社,2012.
5	实验室检验	血常规	嗜酸性粒细胞计数	测定单位容积外周血液中嗜酸性粒细胞总数	数值	最大长度为3位数字	实验室检查结果	刘成玉,罗春丽.临床检验基础.5版.北京:人民卫生出版社,2012.
6	实验室检验	血常规	嗜酸性粒细胞比例	单位容积外周血液中嗜酸性粒细胞的数量占白细胞总数的比例	数值	0～100	实验室检查结果	刘成玉,罗春丽.临床检验基础.5版.北京:人民卫生出版社,2012.
7	实验室检验	血常规	淋巴细胞计数	单位容积外周血液中淋巴细胞总数	数值	最大长度为3位数字	实验室检查结果	刘成玉,罗春丽.临床检验基础.5版.北京:人民卫生出版社,2012.
8	实验室检验	血常规	淋巴细胞比例	单位容积外周血液中淋巴细胞的数量占白细胞总数的比例	数值	0～100	实验室检查结果	刘成玉,罗春丽.临床检验基础.5版.北京:人民卫生出版社,2012.
9	实验室检验	血常规	嗜碱性粒细胞计数	单位容积外周血液中嗜碱性粒细胞总数	数值	0～100	实验室检查结果	刘成玉,罗春丽.临床检验基础.5版.北京:人民卫生出版社,2012.

续表

序号	一级分类	二级分类	指标名称	定义	变量类型	值域	取值来源	指标来源
10	实验室检验	血常规	嗜碱性粒细胞比例	单位容积外周血液中嗜碱性粒细胞的数量占白细胞总数的比例	数值	0 ~ 100	实验室检查结果	刘成玉，罗春丽.临床检验基础.5版.北京：人民卫生出版社，2012.
11	实验室检验	血常规	单核细胞计数	单位容积外周血液中单核细胞总数	数值	最大长度为4位数字，可保留1位小数	实验室检查结果	刘成玉，罗春丽.临床检验基础.5版.北京：人民卫生出版社，2012.
12	实验室检验	血常规	单核细胞比例	单位容积外周血液中单核细胞的数量占白细胞总数的比例	数值	0 ~ 100	实验室检查结果	刘成玉，罗春丽.临床检验基础.5版.北京：人民卫生出版社，2012.
13	实验室检验	血常规	红细胞计数	单位容积外周血液中红细胞总数	数值	最大长度为4位数字，可保留1位小数	实验室检查结果	刘成玉，罗春丽.临床检验基础.5版.北京：人民卫生出版社，2012.
14	实验室检验	血常规	红细胞体积分布宽度变异系数	反映外周血红细胞体积异质性的参数	数值	0 ~ 100	实验室检查结果	刘成玉，罗春丽.临床检验基础.5版.北京：人民卫生出版社，2012.
15	实验室检验	血常规	平均红细胞血红蛋白含量	细胞群体中单个红细胞内血红蛋白含量的平均值	数值	0 ~ 100	实验室检查结果	刘成玉，罗春丽.临床检验基础.5版.北京：人民卫生出版社，2012.
16	实验室检验	血常规	平均红细胞血红蛋白浓度	单位体积红细胞平均所含血红蛋白浓度	数值	最大长度为3位数字	实验室检查结果	刘成玉，罗春丽.临床检验基础.5版.北京：人民卫生出版社，2012.

续表

序号	一级分类	二级分类	指标名称	定义	变量类型	值域	取值来源	指标来源
17	实验室检验	血常规	平均红细胞体积	红细胞群体中单个红细胞体积的平均值	数值	最大长度为3位数字	实验室检查结果	刘成玉，罗春丽.临床检验基础.5版.北京：人民卫生出版社，2012.
18	实验室检验	血常规	血细胞比容	血液中红细胞总体积占全血容积的百分比	数值	0～100	实验室检查结果	刘成玉，罗春丽.临床检验基础.5版.北京：人民卫生出版社，2012.
19	实验室检验	血常规	血红蛋白测定	单位容积血液中血红蛋白的含量值	数值	最大长度为3位数字	实验室检查结果	刘成玉，罗春丽.临床检验基础.5版.北京：人民卫生出版社，2012.
20	实验室检验	血常规	血小板计数	单位容积血液中血小板的数量	数值	可变长度，最小为2位、最大为3位的数字	实验室检查结果	刘成玉，罗春丽.临床检验基础.5版.北京：人民卫生出版社，2012.

3.血糖

序号	一级分类	二级分类	指标名称	定义	变量类型	值域	取值来源	指标来源
1	实验室检验	血糖	血糖浓度检测	患者是否有做血糖检测	字符	是/否	实验室检查结果	查锡良，药立波.生物化学与分子生物学.8版.北京：人民卫生出版社，2013.
2	实验室检验	血糖	血糖浓度	单位容积血液中葡萄糖的含量值	数值	最大为4位数字，保留1位小数	实验室检查结果	查锡良，药立波.生物化学与分子生物学.8版.北京：人民卫生出版社，2013.

续表

序号	一级分类	二级分类	指标名称	定义	变量类型	值域	取值来源	指标来源
3	实验室检验	血糖	HbAla	单位容积血液中HbA与磷酰葡萄糖反应的产物的含量值	数值	>0	实验室检查结果	查锡良,药立波.生物化学与分子生物学.8版.北京:人民卫生出版社,2013.
4	实验室检验	血糖	HbAlb	单位容积血液中HbA与果糖反应的产物的含量值	数值	>0	实验室检查结果	查锡良,药立波.生物化学与分子生物学.8版.北京:人民卫生出版社,2013.
5	实验室检验	血糖	HbAlc	单位容积血液中HbA与葡萄糖反应的产物的含量值	数值	0~100	实验室检查结果	查锡良,药立波.生物化学与分子生物学.8版.北京:人民卫生出版社,2013.

4. 血脂

序号	一级分类	二级分类	指标名称	定义	变量类型	值域	取值来源	指标来源
1	实验室检验	血脂	血脂检测	患者是否有做血脂检测	字符	是/否	实验室检查结果	查锡良,药立波.生物化学与分子生物学.8版.北京:人民卫生出版社,2013.
2	实验室检验	血脂	总胆固醇含量	血液中所有脂蛋白所含胆固醇的总和	数值	最大长度为5位数字,保留2位小数	实验室检查结果	查锡良,药立波.生物化学与分子生物学.8版.北京:人民卫生出版社,2013.
3	实验室检验	血脂	甘油三酯含量	单位容积血液中甘油三酯的含量值	数值	最大长度为5位数字,保留2位小数	实验室检查结果	查锡良,药立波.生物化学与分子生物学.8版.北京:人民卫生出版社,2013.

续表

序号	一级分类	二级分类	指标名称	定义	变量类型	值域	取值来源	指标来源
4	实验室检验	血脂	低密度脂蛋白胆固醇含量	单位容积血液中低密度脂蛋白胆固醇的含量值	数值	最大长度为5位数字，保留2位小数	实验室检查结果	查锡良，药立波．生物化学与分子生物学．8版．北京：人民卫生出版社，2013.
5	实验室检验	血脂	高密度脂蛋白胆固醇含量	单位容积血液中高密度脂蛋白胆固醇的含量值	数值	最大长度为5位数字，保留2位小数	实验室检查结果	查锡良，药立波．生物化学与分子生物学．8版．北京：人民卫生出版社，2013.

5. 血生化

序号	一级分类	二级分类	指标名称	定义	变量类型	值域	取值来源	指标来源
1	实验室检验	血生化	血生化检测	患者是否有做血清生化检测	字符	是/否	实验室检查结果	查锡良，药立波．生物化学与分子生物学．8版．北京：人民卫生出版社，2013.
2	实验室检验	血生化	K^+含量	血液生化检查中K^+含量的检测结果值	数值	>0	实验室检查结果	查锡良，药立波．生物化学与分子生物学．8版．北京：人民卫生出版社，2013.
3	实验室检验	血生化	Na^+含量	血液生化检查中Na^+含量的检测结果值	数值	>0	实验室检查结果	查锡良，药立波．生物化学与分子生物学．8版．北京：人民卫生出版社，2013.
4	实验室检验	血生化	Cl^-含量	血液生化检查中Cl^-含量的检测结果值	数值	>0	实验室检查结果	查锡良，药立波．生物化学与分子生物学．8版．北京：人民卫生出版社，2013.

续表

序号	一级分类	二级分类	指标名称	定义	变量类型	值域	取值来源	指标来源
5	实验室检验	血生化	Ca^{2+}含量	血液生化检查中Ca^{2+}含量的检测结果值	数值	>0	实验室检查结果	查锡良，药立波.生物化学与分子生物学.8版.北京：人民卫生出版社，2013.
6	实验室检验	血生化	尿素氮含量	血液生化检查中尿素氮含量的检测结果值	数值	>0	实验室检查结果	查锡良，药立波.生物化学与分子生物学.8版.北京：人民卫生出版社，2013.
7	实验室检验	血生化	血肌酐含量	血液生化检查中血肌酐含量的检测结果值	数值	最大长度为5位数字，保留1位小数	实验室检查结果	查锡良，药立波.生物化学与分子生物学.8版.北京：人民卫生出版社，2013.

6.肿瘤指标

序号	一级分类	二级分类	指标名称	定义	变量类型	值域	取值来源	指标来源
1	实验室检验	肿瘤指标	肿瘤标志物检测	患者是否有做血清肿瘤标志物检测	字符	是/否	实验室检查结果	查锡良，药立波.生物化学与分子生物学.8版.北京：人民卫生出版社，2013.
2	实验室检验	肿瘤指标	血清癌胚抗原	血清中癌胚抗原浓度的测量值	数值	>0	实验室检查结果	查锡良，药立波.生物化学与分子生物学.8版.北京：人民卫生出版社，2013.
3	实验室检验	肿瘤指标	CA 125含量	血清中CA 125浓度的测量值	数值	>0	实验室检查结果	查锡良，药立波.生物化学与分子生物学.8版.北京：人民卫生出版社，2013.

续表

序号	一级分类	二级分类	指标名称	定义	变量类型	值域	取值来源	指标来源
4	实验室检验	肿瘤指标	CA 15-3含量	血清中CA 15-3浓度的测量值	数值	>0	实验室检查结果	查锡良,药立波.生物化学与分子生物学.8版.北京:人民卫生出版社,2013.
5	实验室检验	肿瘤指标	CA 21-1含量	血清中CA 21-1浓度的测量值	数值	>0	实验室检查结果	查锡良,药立波.生物化学与分子生物学.8版.北京:人民卫生出版社,2013.
6	实验室检验	肿瘤指标	血清神经元特异性烯醇化酶含量	血清中神经元特异性烯醇化酶浓度的测量值	数值	>0	实验室检查结果	查锡良,药立波.生物化学与分子生物学.8版.北京:人民卫生出版社,2013.

7.肝功能

序号	一级分类	二级分类	指标名称	定义	变量类型	值域	取值来源	指标来源
1	实验室检验	肝功能	肝功能检测	患者是否有做血清肝功能检测	字符	是/否	实验室检查结果	姚文兵.生物化学.8版.北京:人民卫生出版社,2016.
2	实验室检验	肝功能	血清总蛋白含量	肝功能检查中血清总蛋白的检测结果值	数值	>0	实验室检查结果	姚文兵.生物化学.8版.北京:人民卫生出版社,2016.
3	实验室检验	肝功能	血清白蛋白含量	肝功能检查中血清白蛋白的检测结果值	数值	>0	实验室检查结果	姚文兵.生物化学.8版.北京:人民卫生出版社,2016.

续表

序号	一级分类	二级分类	指标名称	定义	变量类型	值域	取值来源	指标来源
4	实验室检验	肝功能	血清前白蛋白含量	肝功能检查中血清前白蛋白的检测结果值	数值	>0	实验室检查结果	姚文兵.生物化学.8版.北京:人民卫生出版社,2016.
5	实验室检验	肝功能	血清γ-谷氨酰转肽酶含量	肝功能检查中血清γ-谷氨酰转肽酶的检测结果值	数值	>0	实验室检查结果	姚文兵.生物化学.8版.北京:人民卫生出版社,2016.
6	实验室检验	肝功能	血清谷丙转氨酶含量	肝功能检查中血清谷丙转氨酶的检测结果值	数值	最大长度为5位数字,保留1位小数	实验室检查结果	姚文兵.生物化学.8版.北京:人民卫生出版社,2016.
7	实验室检验	肝功能	血清谷草转氨酶含量	肝功能检查中血清谷草转氨酶的检测结果值	数值	最大长度为5位数字,保留1位小数	实验室检查结果	姚文兵.生物化学.8版.北京:人民卫生出版社,2016.
8	实验室检验	肝功能	血清总胆汁酸含量	肝功能检查中血清总胆汁酸的检测结果值	数值	最大长度为5位数字,保留1位小数	实验室检查结果	姚文兵.生物化学.8版.北京:人民卫生出版社,2016.
9	实验室检验	肝功能	血清总胆红素含量	肝功能检查中血清总胆红素的检测结果值	数值	最大长度为5位数字,保留1位小数	实验室检查结果	姚文兵.生物化学.8版.北京:人民卫生出版社,2016.
10	实验室检验	肝功能	血清结合胆红素	肝功能检查中血清结合胆红素的检测结果值	数值	最大长度为5位数字,保留1位小数	实验室检查结果	姚文兵.生物化学.8版.北京:人民卫生出版社,2016.

续表

序号	一级分类	二级分类	指标名称	定义	变量类型	值域	取值来源	指标来源
11	实验室检验	肝功能	血清α-L-岩藻糖苷酶含量	肝功能检查中血清α-L-岩藻糖苷酶的检测结果值	数值	最大长度为5位数字,保留1位小数	实验室检查结果	姚文兵.生物化学.8版.北京:人民卫生出版社,2016.

8.痰培养及相关试验

序号	一级分类	二级分类	指标名称	定义	变量类型	值域	取值来源	指标来源
1	实验室检验	痰培养及相关试验	痰培养鉴定结果	对患者痰液培养鉴定结果的详细描述	字符	/	实验室检查结果	李凡,徐志凯.医学微生物学.8版.北京:人民卫生出版社,2008.
2	实验室检验	痰培养及相关试验	痰涂片细菌检查结果	对患者痰液涂片细菌检查结果的详细描述	字符	/	实验室检查结果	李凡,徐志凯.医学微生物学.8版.北京:人民卫生出版社,2008.
3	实验室检验	痰培养及相关试验	药敏试验	对微生物药敏试验结果的详细描述	字符	/	实验室检查结果	李凡,徐志凯.医学微生物学.8版.北京:人民卫生出版社,2008.
4	实验室检验	痰培养及相关试验	细菌β-内酰胺酶的检测	对细菌β-内酰胺酶检测结果的详细描述	字符	/	实验室检查结果	李凡,徐志凯.医学微生物学.8版.北京:人民卫生出版社,2008.
5	实验室检验	痰培养及相关试验	耐甲氧西林的葡萄球菌检测	对耐甲氧西林的葡萄球菌检测结果的详细描述	字符	/	实验室检查结果	李凡,徐志凯.医学微生物学.8版.北京:人民卫生出版社,2008.

9.诱导痰

序号	一级分类	二级分类	指标名称	定义	变量类型	值域	取值来源	指标来源
1	实验室检验	诱导痰	诱导痰试验	患者是否有做诱导痰试验	字符	是/否	实验室检查结果	刘成玉,罗春丽.临床检验基础.5版.北京:人民卫生出版社,2012.
2	实验室检验	诱导痰	痰嗜酸性粒细胞比例	患者痰涂片中嗜酸性粒细胞占白细胞的比例	数值	0 ~ 100	实验室检查结果	刘成玉,罗春丽.临床检验基础.5版.北京:人民卫生出版社,2012.
3	实验室检验	诱导痰	痰中性粒细胞比例	患者痰涂片中中性粒细胞占白细胞的比例	数值	0 ~ 100	实验室检查结果	刘成玉,罗春丽.临床检验基础.5版.北京:人民卫生出版社,2012.
4	实验室检验	诱导痰	痰巨噬细胞比例	患者痰涂片中巨噬细胞占白细胞的比例	数值	0 ~ 100	实验室检查结果	刘成玉,罗春丽.临床检验基础.5版.北京:人民卫生出版社,2012.
5	实验室检验	诱导痰	痰淋巴细胞比例	患者痰涂片中淋巴细胞占白细胞的比例	数值	0 ~ 100	实验室检查结果	刘成玉,罗春丽.临床检验基础.5版.北京:人民卫生出版社,2012.

10.血培养

序号	一级分类	二级分类	指标名称	定义	变量类型	值域	取值来源	指标来源
1	实验室检验	血培养	血培养鉴定结果	对患者血液培养鉴定结果的详细描述	字符	/	实验室检查结果	李凡,徐志凯.医学微生物学.8版.北京:人民卫生出版社,2008.
2	实验室检验	血培养	血厌氧菌培养结果	对患者血液中厌氧菌培养鉴定结果的详细描述	字符	/	实验室检查结果	李凡,徐志凯.医学微生物学.8版.北京:人民卫生出版社,2008.

续表

序号	一级分类	二级分类	指标名称	定义	变量类型	值域	取值来源	指标来源
3	实验室检验	血培养	血需氧菌培养结果	对患者血液中需氧菌培养鉴定结果的详细描述	字符	/	实验室检查结果	李凡，徐志凯.医学微生物学.8版.北京：人民卫生出版社，2008.
4	实验室检验	血培养	其他标本培养结果	对患者其他标本培养鉴定结果的详细描述	字符	/	实验室检查结果	李凡，徐志凯.医学微生物学.8版.北京：人民卫生出版社，2008.
5	实验室检验	血培养	血清G实验	患者血清1，3-β-D葡聚糖抗原的检测结果	字符	/	实验室检查结果	李凡，徐志凯.医学微生物学.8版.北京：人民卫生出版社，2008.

11.其他检验

序号	一级分类	二级分类	指标名称	定义	变量类型	值域	取值来源	指标来源
1	实验室检验	其他检验	感染指标检验	患者是否有做感染指标检验	字符	是/否	实验室检查结果	李凡，徐志凯.医学微生物学.8版.北京：人民卫生出版社，2008.
2	实验室检验	其他检验	C反应蛋白检测	单位容积血清中C反应蛋白的含量	数值	>0	实验室检查结果	姚文兵.生物化学.8版.北京：人民卫生出版社，2016.
3	实验室检验	其他检验	超敏C反应蛋白检测	单位容积血清中超敏C反应蛋白的含量	数值	>0	实验室检查结果	姚文兵.生物化学.8版.北京：人民卫生出版社，2016.
4	实验室检验	其他检验	降钙素原检测	单位容积血清中降钙素原的含量	数值	>0	实验室检查结果	姚文兵.生物化学.8版.北京：人民卫生出版社，2016.
5	实验室检验	其他检验	红细胞沉降率(血沉)	红细胞在1小时内下沉的距离	数值	>0	实验室检查结果	刘成玉，罗春丽.临床检验基础.5版.北京：人民卫生出版社，2012.

续表

序号	一级分类	二级分类	指标名称	定义	变量类型	值域	取值来源	指标来源
6	实验室检验	其他检验	纤维蛋白原含量	单位容积血清中纤维蛋白原的含量	数值	>0	实验室检查结果	刘成玉，罗春丽.临床检验基础.5版.北京：人民卫生出版社，2012.
7	实验室检验	其他检验	呼出气一氧化氮检测	患者是否做过呼出气一氧化氮检验	字符	是/否	实验室检查结果	刘春涛，王曾礼.气道炎症性疾病.北京：人民卫生出版社，2004.
8	实验室检验	其他检验	呼出气一氧化氮浓度	患者呼出气一氧化氮浓度的检测结果	数值	>0	实验室检查结果	刘春涛，王曾礼.气道炎症性疾病.北京：人民卫生出版社，2004.
9	实验室检验	其他检验	血清总IgE含量	患者血清总IgE含量的检测结果	数值	>0	实验室检查结果	查锡良，药立波.生物化学与分子生物学.8版.北京：人民卫生出版社，2013.
10	实验室检验	其他检验	血清α抗胰蛋白酶测定	单位容积血清中α抗胰蛋白酶的含量	数值	>0	实验室检查结果	查锡良，药立波.生物化学与分子生物学.8版.北京：人民卫生出版社，2013.

(三)肺功能检查

1.肺功能检查基本信息

序号	一级分类	二级分类	指标名称	定义	变量类型	值域	取值来源	指标来源
1	肺功能检查	肺功能检查基本信息	质量控制	质量控制标准，是否满足可接受的质量控制标准	字符	满足/不满足	检查检验记录	郑劲平.肺功能学：基础与临床.广州：广东科技出版社，2007.
2	肺功能检查	肺功能检查基本信息	肺功能检查仪品牌	所使用的肺功能检查仪的品牌	字符	/	检查检验记录	郑劲平.肺功能学：基础与临床.广州：广东科技出版社，2007.

续表

序号	一级分类	二级分类	指标名称	定义	变量类型	值域	取值来源	指标来源
3	肺功能检查	肺功能检查基本信息	肺功能检查仪型号	所使用的肺功能检查仪的型号类别	字符	/	检查检验记录	郑劲平.肺功能学：基础与临床.广州：广东科技出版社，2007.
4	肺功能检查	肺功能检查基本信息	未检查原因	患者未行肺功能检查的原因	字符	禁忌证/不能配合/不愿意/医院无肺功能检查设备/医生未提及/其他	检查检验记录	郑劲平.肺功能学：基础与临床.广州：广东科技出版社，2007.
5	肺功能检查	肺功能检查基本信息	正常值来源	肺功能检查的正常参考值来源	字符	/	检查检验记录	郑劲平.肺功能学：基础与临床.广州：广东科技出版社，2007.

2.肺功能诊断

序号	一级分类	二级分类	指标名称	定义	变量类型	值域	取值来源	指标来源
1	肺功能检查	肺功能诊断	肺功能损害严重程度	评估肺功能损害的严重程度	字符	正常/基本正常/轻度/中度/重度	检查检验记录	郑劲平.肺功能学：基础与临床.广州：广东科技出版社，2007.
2	肺功能检查	肺功能诊断	肺功能损害性质	评估肺功能损害的性质	字符	阻塞性/限制性/混合性/大气道功能障碍/小气道功能障碍	检查检验记录	郑劲平.肺功能学：基础与临床.广州：广东科技出版社，2007.

3.用力肺活量检查

序号	一级分类	二级分类	指标名称	定义	变量类型	值域	取值来源	指标来源
1	肺功能检查	用力肺活量检查	用力肺活量(L)	用力吸气至肺活量位后以最大力量、最快的速度呼出的全部气量,计量单位为L	数值	/	检查检验记录	郑劲平.肺功能学:基础与临床.广州:广东科技出版社,2007.
2	肺功能检查	用力肺活量检查	用力肺活量预计值(L)	用力肺活量的预计值,计量单位为L	数值	/	检查检验记录	郑劲平.肺功能学:基础与临床.广州:广东科技出版社,2007.
3	肺功能检查	用力肺活量检查	用力肺活量占预计值的百分比(%)	用力肺活量实测值占预计值的百分比	数值	/	检查检验记录	郑劲平.肺功能学:基础与临床.广州:广东科技出版社,2007.
4	肺功能检查	用力肺活量检查	第1秒用力呼气容积(L)	最大吸气至肺总量位后用最大力量、最快速度在1秒内所呼出的气量,计量单位为L	数值	/	检查检验记录	郑劲平.肺功能学:基础与临床.广州:广东科技出版社,2007.
5	肺功能检查	用力肺活量检查	第1秒用力呼气容积预计值(L)	第1秒用力呼气容积的预计值,计量单位为L	数值	/	检查检验记录	郑劲平.肺功能学:基础与临床.广州:广东科技出版社,2007.
6	肺功能检查	用力肺活量检查	第1秒用力呼气容积占预计值百分比(%)	第1秒用力呼气容积实测值占预计值的百分比	数值	/	检查检验记录	郑劲平.肺功能学:基础与临床.广州:广东科技出版社,2007.
7	肺功能检查	用力肺活量检查	0.5秒用力呼气容积(L)	用力吸气至肺总量位后0.5秒之内的快速呼出量,计量单位为L	数值	/	检查检验记录	郑劲平.肺功能学:基础与临床.广州:广东科技出版社,2007.

续表

序号	一级分类	二级分类	指标名称	定义	变量类型	值域	取值来源	指标来源
8	肺功能检查	用力肺活量检查	0.5秒用力呼气容积预计值(L)	0.5秒用力呼气容积的预计值，计量单位为L	数值	/	检查检验记录	郑劲平.肺功能学：基础与临床.广州：广东科技出版社，2007.
9	肺功能检查	用力肺活量检查	0.5秒用力呼气容积占预计值百分比(%)	0.5秒用力呼气容积实测值占预计值的百分比	数值	/	检查检验记录	郑劲平.肺功能学：基础与临床.广州：广东科技出版社，2007.
10	肺功能检查	用力肺活量检查	第1秒用力呼气容积占用力肺活量的百分比(%)	第1秒用力呼气容积占用力肺活量的百分比，也称“1秒率”	数值	/	检查检验记录	郑劲平.肺功能学：基础与临床.广州：广东科技出版社，2007.
11	肺功能检查	用力肺活量检查	第1秒用力呼气容积占用力肺活量的百分比的预计值(%)	第1秒用力呼气容积占用力肺活量的百分比的预计值	数值	/	检查检验记录	郑劲平.肺功能学：基础与临床.广州：广东科技出版社，2007.
12	肺功能检查	用力肺活量检查	1秒率占预计值的百分比(%)	1秒率实测值占预计值的百分比	数值	/	检查检验记录	郑劲平.肺功能学：基础与临床.广州：广东科技出版社，2007.
13	肺功能检查	用力肺活量检查	最大呼气流量(L/s)	用力吸气至肺总量位后用最大力量、最快速度所产生的最大瞬间呼气流量，计量单位为L/s	数值	/	检查检验记录	郑劲平.肺功能学：基础与临床.广州：广东科技出版社，2007.
14	肺功能检查	用力肺活量检查	最大呼气流量预计值(L/s)	最大呼气流量的预计值，计量单位为L/s	数值	/	检查检验记录	郑劲平.肺功能学：基础与临床.广州：广东科技出版社，2007.

续表

序号	一级分类	二级分类	指标名称	定义	变量类型	值域	取值来源	指标来源
15	肺功能检查	用力肺活量检查	最大呼气流量占预计值的百分比(%)	最大呼气流量实测值占预计值的百分比	数值	/	检查检验记录	郑劲平.肺功能学:基础与临床.广州:广东科技出版社,2007.
16	肺功能检查	用力肺活量检查	用力呼出25%肺活量时的瞬间流量(L/s)	用力呼出25%肺活量时的瞬间流量,计量单位为L/s	数值	/	检查检验记录	郑劲平.肺功能学:基础与临床.广州:广东科技出版社,2007.
17	肺功能检查	用力肺活量检查	用力呼出25%肺活量时的瞬间流量预计值(L/s)	用力呼出25%肺活量时的瞬间流量预计值,计量单位为L/s	数值	/	检查检验记录	郑劲平.肺功能学:基础与临床.广州:广东科技出版社,2007.
18	肺功能检查	用力肺活量检查	用力呼出25%肺活量时的瞬间流量占预计值的百分比(%)	用力呼出25%肺活量时的瞬间流量实测值占预计值的百分比	数值	/	检查检验记录	郑劲平.肺功能学:基础与临床.广州:广东科技出版社,2007.
19	肺功能检查	用力肺活量检查	用力呼出50%肺活量时的瞬间流量(L/s)	用力呼出50%肺活量时的瞬间流量,计量单位为L/s	数值	/	检查检验记录	郑劲平.肺功能学:基础与临床.广州:广东科技出版社,2007.
20	肺功能检查	用力肺活量检查	用力呼出50%肺活量时的瞬间流量预计值(L/s)	用力呼出50%肺活量时的瞬间流量预计值,计量单位为L/s	数值	/	检查检验记录	郑劲平.肺功能学:基础与临床.广州:广东科技出版社,2007.

续表

序号	一级分类	二级分类	指标名称	定义	变量类型	值域	取值来源	指标来源
21	肺功能检查	用力肺活量检查	用力呼出50%肺活量时的瞬间流量占预计值的百分比（%）	用力呼出50%肺活量时的瞬间流量实测值占预计值的百分比	数值	/	检查检验记录	郑劲平.肺功能学：基础与临床.广州：广东科技出版社，2007.
22	肺功能检查	用力肺活量检查	用力呼出75%肺活量时的瞬间流量（L/s）	用力呼出75%肺活量时的瞬间流量，计量单位为L/s	数值	/	检查检验记录	郑劲平.肺功能学：基础与临床.广州：广东科技出版社，2007.
23	肺功能检查	用力肺活量检查	用力呼出75%肺活量时的瞬间流量预计值（L/s）	用力呼出75%肺活量时的瞬间流量预计值，计量单位为L/s	数值	/	检查检验记录	郑劲平.肺功能学：基础与临床.广州：广东科技出版社，2007.
24	肺功能检查	用力肺活量检查	用力呼出75%肺活量时的瞬间流量占预计值的百分比（%）	用力呼出75%肺活量时的瞬间流量实测值占预计值的百分比	数值	/	检查检验记录	郑劲平.肺功能学：基础与临床.广州：广东科技出版社，2007.
25	肺功能检查	用力肺活量检查	最大呼气中期流量（L/s）	用力呼出25%~75%肺活量时的平均呼气流量，计量单位为L/s	数值	/	检查检验记录	郑劲平.肺功能学：基础与临床.广州：广东科技出版社，2007.
26	肺功能检查	用力肺活量检查	最大呼气中期流量预计值（L/s）	最大呼气中期流量预计值，计量单位为L/s	数值	/	检查检验记录	郑劲平.肺功能学：基础与临床.广州：广东科技出版社，2007.

续表

序号	一级分类	二级分类	指标名称	定义	变量类型	值域	取值来源	指标来源
27	肺功能检查	用力肺活量检查	最大呼气中期流量占预计值的百分比(%)	最大呼气中期流量实测值占预计值的百分比	数值	/	检查检验记录	郑劲平.肺功能学:基础与临床.广州:广东科技出版社,2007.
28	肺功能检查	用力肺活量检查	外推容积(L)	呼气时间零点开始前所呼出气体的容积,计量单位为L	数值	/	检查检验记录	郑劲平.肺功能学:基础与临床.广州:广东科技出版社,2007.
29	肺功能检查	用力肺活量检查	外推容积占用力肺活量的百分比(%)	外推容积与用力肺活量的比值	数值	/	检查检验记录	郑劲平.肺功能学:基础与临床.广州:广东科技出版社,2007.

4.潮气呼吸肺功能检查

序号	一级分类	二级分类	指标名称	定义	变量类型	值域	取值来源	指标来源
1	肺功能检查	潮气呼吸肺功能检查	潮气量(mL)	平静呼吸时,每次吸入或呼出的气量,计量单位为mL	数值	/	检查检验记录	郑劲平.肺功能学:基础与临床.广州:广东科技出版社,2007.
2	肺功能检查	潮气呼吸肺功能检查	呼吸频率(次/分)	每分钟呼吸的次数,计量单位为次/分	数值	/	检查检验记录	郑劲平.肺功能学:基础与临床.广州:广东科技出版社,2007.
3	肺功能检查	潮气呼吸肺功能检查	吸气时间(s)	平静吸气所需的时间,计量单位为s	数值	/	检查检验记录	郑劲平.肺功能学:基础与临床.广州:广东科技出版社,2007.
4	肺功能检查	潮气呼吸肺功能检查	呼气时间(s)	平静呼气所需的时间,计量单位为s	数值	/	检查检验记录	郑劲平.肺功能学:基础与临床.广州:广东科技出版社,2007.

续表

序号	一级分类	二级分类	指标名称	定义	变量类型	值域	取值来源	指标来源
5	肺功能检查	潮气呼吸肺功能检查	吸呼时间比（%）	吸气时间与呼气时间的比值	数值	/	检查检验记录	郑劲平.肺功能学：基础与临床.广州：广东科技出版社，2007.
6	肺功能检查	潮气呼吸肺功能检查	达峰时间（s）	从呼气开始至达到呼气峰流量的时间，计量单位为s	数值	/	检查检验记录	郑劲平.肺功能学：基础与临床.广州：广东科技出版社，2007.
7	肺功能检查	潮气呼吸肺功能检查	达峰容积（mL）	呼气过程中达到呼气峰流量时呼出的气体容积，计量单位为mL	数值	/	检查检验记录	郑劲平.肺功能学：基础与临床.广州：广东科技出版社，2007.
8	肺功能检查	潮气呼吸肺功能检查	达峰时间比（%）	从呼气开始至达到呼气峰流量的时间与呼气时间的比值	数值	/	检查检验记录	郑劲平.肺功能学：基础与临床.广州：广东科技出版社，2007.
9	肺功能检查	潮气呼吸肺功能检查	达峰容积比（%）	呼气过程中达到呼气峰流量时呼出的气体容积与呼气容积的比值	数值	/	检查检验记录	郑劲平.肺功能学：基础与临床.广州：广东科技出版社，2007.
10	肺功能检查	潮气呼吸肺功能检查	呼气中期流量与吸气中期流量比值（%）	呼气中期流量与吸气中期流量的比值	数值	/	检查检验记录	郑劲平.肺功能学：基础与临床.广州：广东科技出版社，2007.
11	肺功能检查	潮气呼吸肺功能检查	潮气呼吸呼气峰流量（mL/s）	潮气呼吸时的最高气体流量，计量单位为mL/s	数值	/	检查检验记录	郑劲平.肺功能学：基础与临床.广州：广东科技出版社，2007.
12	肺功能检查	潮气呼吸肺功能检查	呼出50%潮气容积时的呼气流量（mL/s）	呼出50%潮气容积时的呼气流量，计量单位为mL/s	数值	/	检查检验记录	郑劲平.肺功能学：基础与临床.广州：广东科技出版社，2007.

续表

序号	一级分类	二级分类	指标名称	定义	变量类型	值域	取值来源	指标来源
13	肺功能检查	潮气呼吸肺功能检查	呼出75%潮气容积时的呼气流量（mL/s）	呼出75%潮气容积时的呼气流量，计量单位为mL/s	数值	/	检查检验记录	郑劲平.肺功能学：基础与临床.广州：广东科技出版社，2007.
14	肺功能检查	潮气呼吸肺功能检查	呼出25%至75%潮气容积时段的平均呼气流量（mL/s）	呼出25%至75%潮气容积时段的平均呼气流量，计量单位为mL/s	数值	/	检查检验记录	郑劲平.肺功能学：基础与临床.广州：广东科技出版社，2007.
15	肺功能检查	潮气呼吸肺功能检查	潮气呼吸呼气峰流量/潮气量（%）	潮气呼吸呼气峰流量与潮气量的比值	数值	/	检查检验记录	郑劲平.肺功能学：基础与临床.广州：广东科技出版社，2007.
16	肺功能检查	潮气呼吸肺功能检查	潮气呼吸呼气峰流量/呼出75%潮气容积时的呼气流量（%）	潮气呼吸呼气峰流量与呼出75%潮气容积时的呼气流量的比值	数值	/	检查检验记录	郑劲平.肺功能学：基础与临床.广州：广东科技出版社，2007.

5.气道阻力检查

序号	一级分类	二级分类	指标名称	定义	变量类型	值域	取值来源	指标来源
1	肺功能检查	气道阻力检查	脉冲振荡检查	患者是否进行了脉冲振荡检查	字符	是/否	检查检验记录	郑劲平.肺功能学：基础与临床.广州：广东科技出版社，2007.

续表

序号	一级分类	二级分类	指标名称	定义	变量类型	值域	取值来源	指标来源
2	肺功能检查	气道阻力检查	响应频率（L/s）	弹性阻力和惯性阻力均随振荡频率的增加而增加，但变化方向相反，在某一振荡频率点弹性阻力等于惯性阻力，两者相互抵消，此时呼吸阻抗仅为黏性阻力，该频率点称为响应频率，计量单位为L/s	数值	/	检查检验记录	郑劲平.肺功能学：基础与临床.广州：广东科技出版社，2007.
3	肺功能检查	气道阻力检查	中心气道阻力	结构参数图中的理论计算值，振荡频率在20Hz时的气道阻力	数值	/	检查检验记录	郑劲平.肺功能学：基础与临床.广州：广东科技出版社，2007.
4	肺功能检查	气道阻力检查	外周气道阻力	结构参数图中的理论计算值，包括周边小气道黏性阻力和弹性阻力	数值	/	检查检验记录	郑劲平.肺功能学：基础与临床.广州：广东科技出版社，2007.
5	肺功能检查	气道阻力检查	弹性面积	胸廓和肺组织扩张膨胀的面积	数值	/	检查检验记录	郑劲平.肺功能学：基础与临床.广州：广东科技出版社，2007.
6	肺功能检查	气道阻力检查	5Hz时气道阻力	振荡频率在5Hz时的气道黏性阻力，反映呼吸道总阻力	数值	/	检查检验记录	郑劲平.肺功能学：基础与临床.广州：广东科技出版社，2007.
7	肺功能检查	气道阻力检查	10Hz时气道阻力	振荡频率在10Hz时的气道黏性阻力	数值	/	检查检验记录	郑劲平.肺功能学：基础与临床.广州：广东科技出版社，2007.

续表

序号	一级分类	二级分类	指标名称	定义	变量类型	值域	取值来源	指标来源
8	肺功能检查	气道阻力检查	15Hz时气道阻力	振荡频率在15Hz时的气道黏性阻力	数值	/	检查检验记录	郑劲平.肺功能学:基础与临床.广州:广东科技出版社,2007.
9	肺功能检查	气道阻力检查	20Hz时气道阻力	振荡频率在20Hz时的气道黏性阻力,反映中心呼吸道阻力	数值	/	检查检验记录	郑劲平.肺功能学:基础与临床.广州:广东科技出版社,2007.
10	肺功能检查	气道阻力检查	25Hz时气道阻力	振荡频率在25Hz时的气道黏性阻力	数值	/	检查检验记录	郑劲平.肺功能学:基础与临床.广州:广东科技出版社,2007.
11	肺功能检查	气道阻力检查	35Hz时气道阻力	振荡频率在35Hz时的气道黏性阻力	数值	/	检查检验记录	郑劲平.肺功能学:基础与临床.广州:广东科技出版社,2007.
12	肺功能检查	气道阻力检查	振荡频率在5Hz时气道阻力占预计值的百分比(%)	振荡频率在5Hz时气道阻力的实测值与预计值的比值	数值	/	检查检验记录	郑劲平.肺功能学:基础与临床.广州:广东科技出版社,2007.
13	肺功能检查	气道阻力检查	振荡频率在10Hz时气道阻力占预计值的百分比(%)	振荡频率在10Hz时气道阻力的实测值与预计值的比值	数值	/	检查检验记录	郑劲平.肺功能学:基础与临床.广州:广东科技出版社,2007.
14	肺功能检查	气道阻力检查	振荡频率在15Hz时气道阻力占预计值的百分比(%)	振荡频率在15Hz时气道阻力的实测值与预计值的比值	数值	/	检查检验记录	郑劲平.肺功能学:基础与临床.广州:广东科技出版社,2007.
15	肺功能检查	气道阻力检查	振荡频率在20Hz时气道阻力占预计值的百分比(%)	振荡频率在20Hz时气道阻力的实测值与预计值的比值	数值	/	检查检验记录	郑劲平.肺功能学:基础与临床.广州:广东科技出版社,2007.

续表

序号	一级分类	二级分类	指标名称	定义	变量类型	值域	取值来源	指标来源
16	肺功能检查	气道阻力检查	振荡频率在25Hz时气道阻力占预计值的百分比(%)	振荡频率在25Hz时气道阻力的实测值与预计值的比值	数值	/	检查检验记录	郑劲平.肺功能学:基础与临床.广州:广东科技出版社,2007.
17	肺功能检查	气道阻力检查	振荡频率在35Hz时气道阻力占预计值的百分比(%)	振荡频率在35Hz时气道阻力的实测值与预计值的比值	数值	/	检查检验记录	郑劲平.肺功能学:基础与临床.广州:广东科技出版社,2007.
18	肺功能检查	气道阻力检查	总气道阻力与中心气道阻力的差值	振荡频率在5Hz和20Hz时气道阻力之差	数值	/	检查检验记录	郑劲平.肺功能学:基础与临床.广州:广东科技出版社,2007.
19	肺功能检查	气道阻力检查	振荡频率在5Hz和20Hz时气道阻力之差占预计值的百分比(%)	振荡频率在5Hz和20Hz时气道阻力之差的实测值与预计值的比值,差值反映气道阻力的频率依赖性,是气道阻塞的敏感指标之一	数值	/	检查检验记录	郑劲平.肺功能学:基础与临床.广州:广东科技出版社,2007.
20	肺功能检查	气道阻力检查	呼吸总阻抗	呼吸系统的黏性阻力、弹性阻力和惯性阻力之总和统称为呼吸总阻力,或称呼吸总阻抗	数值	/	检查检验记录	郑劲平.肺功能学:基础与临床.广州:广东科技出版社,2007.
21	肺功能检查	气道阻力检查	呼吸总阻抗占预计值的百分比(%)	振荡频率在5Hz时的气道阻抗(呼吸总阻抗)的实测值与预计值的比值	数值	/	检查检验记录	郑劲平.肺功能学:基础与临床.广州:广东科技出版社,2007.

续表

序号	一级分类	二级分类	指标名称	定义	变量类型	值域	取值来源	指标来源
22	肺功能检查	气道阻力检查	5Hz时电抗	振荡频率在5Hz时的电抗，反映周边弹性阻力	数值	/	检查检验记录	郑劲平.肺功能学：基础与临床.广州：广东科技出版社，2007.
23	肺功能检查	气道阻力检查	周边弹性阻力占预计值的百分比(%)	振荡频率在5Hz时的电抗(周边弹性阻力)的实测值与预计值的比值	数值	/	检查检验记录	郑劲平.肺功能学：基础与临床.广州：广东科技出版社，2007.

(四)放射检查

胸部CT

序号	一级分类	二级分类	指标名称	定义	变量类型	值域	取值来源	指标来源
1	放射检查	胸部CT	肺部结节	患者有无肺部结节	字符	有/无	住院记录-影像检查	白人驹，张雪林.医学影像诊断学.3版.北京：人民卫生出版社，2010.
2	放射检查	胸部CT	结节部位	结节所在的部位	字符	/	住院记录-影像检查	白人驹，张雪林.医学影像诊断学.3版.北京：人民卫生出版社，2010.
3	放射检查	胸部CT	结节大小(mm)	结节的大小，计量单位为mm	数值	0～100	住院记录-影像检查	白人驹，张雪林.医学影像诊断学.3版.北京：人民卫生出版社，2010.
4	放射检查	胸部CT	结节形态	结节的形态	字符	/	住院记录-影像检查	白人驹，张雪林.医学影像诊断学.3版.北京：人民卫生出版社，2010.
5	放射检查	胸部CT	结节性质	结节的性质	字符	/	住院记录-影像检查	白人驹，张雪林.医学影像诊断学.3版.北京：人民卫生出版社，2010.

续表

序号	一级分类	二级分类	指标名称	定义	变量类型	值域	取值来源	指标来源
6	放射检查	胸部CT	肺门淋巴结增大	肺门有无淋巴结增大	字符	有/无	住院记录-影像检查	白人驹，张雪林.医学影像诊断学.3版.北京：人民卫生出版社，2010.
7	放射检查	胸部CT	纵隔淋巴结增大	纵隔有无淋巴结增大	字符	有/无	住院记录-影像检查	白人驹，张雪林.医学影像诊断学.3版.北京：人民卫生出版社，2010.
8	放射检查	胸部CT	心脏检查结果	患者心脏的检查结果	字符	/	住院记录-影像检查	白人驹，张雪林.医学影像诊断学.3版.北京：人民卫生出版社，2010.
9	放射检查	胸部CT	大血管检查结果	患者大血管的检查结果	字符	/	住院记录-影像检查	白人驹，张雪林.医学影像诊断学.3版.北京：人民卫生出版社，2010.
10	放射检查	胸部CT	纵隔肿块	患者纵隔有无肿块	字符	有/无	住院记录-影像检查	白人驹，张雪林.医学影像诊断学.3版.北京：人民卫生出版社，2010.
11	放射检查	胸部CT	肺动脉高压	同层面肺动脉与升主动脉内径的比值，大于1则确诊，小于1则不确诊	字符	是/否	住院记录-影像检查	白人驹，张雪林.医学影像诊断学.3版.北京：人民卫生出版社，2010.

(五)病理检查

1.病理标识

序号	一级分类	二级分类	指标名称	定义	变量类型	值域	取值来源	指标来源
1	病理检查	病理标识	病理号	按照一定的编码规则赋予病理标本的编号	字符	/	辅助检查-病理检查	中华人民共和国卫生部.《卫生信息数据元目录》等35项强制性卫生行业标准(国卫通〔2011〕13号).第8部分:临床辅助检查(WS 363.5—2011).
2	病理检查	标本信息	送检标本名称	本次送检病理检查的标本名称	字符	/	辅助检查-病理检查	中华人民共和国卫生部.《卫生信息数据元目录》等35项强制性卫生行业标准(国卫通〔2011〕13号).第8部分:临床辅助检查(WS 363.5—2011).
3	病理检查	病理标识	送检淋巴结部位	患者送检淋巴结部位	字符	1.同侧纵隔淋巴结 2.双侧纵隔淋巴结 3.隆突下淋巴结 4.其他淋巴结	辅助检查-病理检查	中国临床肿瘤学会指南工作委员会.中国临床肿瘤学会(CSCO)原发性肺癌诊疗指南2019.北京:人民卫生出版社,2019.
4	病理检查	病理标识	病理报告日期	病理报告出具的公元纪年日期和具体时分秒	日期	YYYY-MM-DD	辅助检查-病理检查	中华人民共和国卫生部.《卫生信息数据元目录》等35项强制性卫生行业标准(国卫通〔2011〕13号).第8部分:临床辅助检查(WS 363.5—2011).

2.肺部病理

序号	一级分类	二级分类	指标名称	定义	变量类型	值域	取值来源	指标来源
1	病理检查	肺部病理	肺腺癌	患者肺腺癌的分类	字符	未提及分化程度/未分化/低分化/中-低分化/中分化/高-中分化/高分化/可疑	病理检查报告-诊断	中国临床肿瘤学会指南工作委员会.中国临床肿瘤学会(CSCO)原发性肺癌诊疗指南2019.北京:人民卫生出版社,2019.
2	病理检查	肺部病理	肺鳞癌	患者肺鳞癌的分类	字符	未提及分化程度/未分化/低分化/中-低分化/中分化/高-中分化/高分化/可疑	病理检查报告-诊断	中国临床肿瘤学会指南工作委员会.中国临床肿瘤学会(CSCO)原发性肺癌诊疗指南2019.北京:人民卫生出版社,2019.
3	病理检查	肺部病理	小细胞癌	患者小细胞癌的分类	字符	未提及分化程度/未分化/低分化/中-低分化/中分化/高-中分化/高分化/可疑	病理检查报告-诊断	中国临床肿瘤学会指南工作委员会.中国临床肿瘤学会(CSCO)原发性肺癌诊疗指南2019.北京:人民卫生出版社,2019.
4	病理检查	肺部病理	大细胞神经内分泌癌	患者大细胞神经内分泌癌的分类	字符	未提及分化程度/未分化/低分化/中-低分化/中分化/高-中分化/高分化/可疑	病理检查报告-诊断	中国临床肿瘤学会指南工作委员会.中国临床肿瘤学会(CSCO)原发性肺癌诊疗指南2019.北京:人民卫生出版社,2019.
5	病理检查	肺部病理	大细胞癌	患者大细胞癌的分类	字符	未提及分化程度/未分化/低分化/中-低分化/中分化/高-中分化/高分化/可疑	病理检查报告-诊断	中国临床肿瘤学会指南工作委员会.中国临床肿瘤学会(CSCO)原发性肺癌诊疗指南2019.北京:人民卫生出版社,2019.
6	病理检查	肺部病理	类癌肿瘤	患者类癌肿瘤的分类	字符	未提及分化程度/未分化/低分化/中-低分化/中分化/高-中分化/高分化/可疑	病理检查报告-诊断	中国临床肿瘤学会指南工作委员会.中国临床肿瘤学会(CSCO)原发性肺癌诊疗指南2019.北京:人民卫生出版社,2019.

续表

序号	一级分类	二级分类	指标名称	定义	变量类型	值域	取值来源	指标来源
7	病理检查	肺部病理	肉瘤样癌	患者肉瘤样癌的分类	字符	未提及分化程度/未分化/低分化/中-低分化/中分化/高-中分化/高分化/可疑	病理检查报告-诊断	中国临床肿瘤学会指南工作委员会.中国临床肿瘤学会(CSCO)原发性肺癌诊疗指南 2019.北京:人民卫生出版社,2019.
8	病理检查	肺部病理	唾液型肿瘤	患者唾液型肿瘤的分类	字符	未提及分化程度/未分化/低分化/中-低分化/中分化/高-中分化/高分化/可疑	病理检查报告-诊断	中国临床肿瘤学会指南工作委员会.中国临床肿瘤学会(CSCO)原发性肺癌诊疗指南 2019.北京:人民卫生出版社,2019.
9	病理检查	肺部病理	乳头状瘤	患者乳头状瘤的分类	字符	未提及分化程度/未分化/低分化/中-低分化/中分化/高-中分化/高分化/可疑	病理检查报告-诊断	中国临床肿瘤学会指南工作委员会.中国临床肿瘤学会(CSCO)原发性肺癌诊疗指南 2019.北京:人民卫生出版社,2019.
10	病理检查	肺部病理	间叶性肿瘤	患者间叶性肿瘤的分类	字符	未提及分化程度/未分化/低分化/中-低分化/中分化/高-中分化/高分化/可疑	病理检查报告-诊断	中国临床肿瘤学会指南工作委员会.中国临床肿瘤学会(CSCO)原发性肺癌诊疗指南 2019.北京:人民卫生出版社,2019.
11	病理检查	肺部病理	腺鳞癌	患者腺鳞癌的分类	字符	未提及分化程度/未分化/低分化/中-低分化/中分化/高-中分化/高分化/可疑	病理检查报告-诊断	中国临床肿瘤学会指南工作委员会.中国临床肿瘤学会(CSCO)原发性肺癌诊疗指南 2019.北京:人民卫生出版社,2019.
12	病理检查	肺部病理	复合性大细胞癌	患者复合性大细胞癌的分类	字符	未提及分化程度/未分化/低分化/中-低分化/中分化/高-中分化/高分化/可疑	病理检查报告-诊断	中国临床肿瘤学会指南工作委员会.中国临床肿瘤学会(CSCO)原发性肺癌诊疗指南 2019.北京:人民卫生出版社,2019.

续表

序号	一级分类	二级分类	指标名称	定义	变量类型	值域	取值来源	指标来源
13	病理检查	肺部病理	复合性小细胞癌	患者复合性小细胞癌的分类	字符	未提及分化程度/未分化/低分化/中-低分化/中分化/高-中分化/高分化/可疑	病理检查报告-诊断	中国临床肿瘤学会指南工作委员会.中国临床肿瘤学会(CSCO)原发性肺癌诊疗指南2019.北京:人民卫生出版社,2019.

四　治疗相关

(一)治疗信息

手术治疗信息

序号	一级分类	二级分类	指标名称	定义	变量类型	值域	取值来源	指标来源
1	治疗信息	手术治疗信息	手术日期	患者住院期间开始实施手术及操作时的公元纪年日期和时间的完整描述	日期	YYYY-MM-DD	住院医嘱-手术信息	中国临床肿瘤学会指南工作委员会.中国临床肿瘤学会(CSCO)原发性肺癌诊疗指南 2019. 北京:人民卫生出版社,2019.
2	治疗信息	手术治疗信息	首次手术	患者是否为首次手术	字符	是/否	住院医嘱-手术信息	中国临床肿瘤学会指南工作委员会.中国临床肿瘤学会(CSCO)原发性肺癌诊疗指南 2019. 北京:人民卫生出版社,2019.
3	治疗信息	手术治疗信息	手术入路	手术操作路径	字符	开放、腔镜(胸腔镜下,电视辅助胸腔镜)、腔镜改开放,其他	住院医嘱-手术信息	中国临床肿瘤学会指南工作委员会.中国临床肿瘤学会(CSCO)原发性肺癌诊疗指南 2019. 北京:人民卫生出版社,2019.

续表

序号	一级分类	二级分类	指标名称	定义	变量类型	值域	取值来源	指标来源
4	治疗信息	手术治疗信息	机器人辅助手术	是否应用机器人辅助本次手术	字符	是/否	住院医嘱-手术信息	中国临床肿瘤学会指南工作委员会.中国临床肿瘤学会(CSCO)原发性肺癌诊疗指南2019.北京:人民卫生出版社,2019.
5	治疗信息	手术治疗信息	手术性质	本次手术所属的性质	字符	姑息、减症、根治、探查、活检、其他	住院医嘱-手术信息	中国临床肿瘤学会指南工作委员会.中国临床肿瘤学会(CSCO)原发性肺癌诊疗指南2019.北京:人民卫生出版社,2019.
6	治疗信息	手术治疗信息	手术名称	本次手术的名称	字符	/	住院医嘱-手术信息	中国临床肿瘤学会指南工作委员会.中国临床肿瘤学会(CSCO)原发性肺癌诊疗指南2019.北京:人民卫生出版社,2019.
7	治疗信息	手术治疗信息	手术部位类型	本次手术部位的类型描述	字符	原发病灶、转移病灶、复发病灶	住院医嘱-手术信息	中国临床肿瘤学会指南工作委员会.中国临床肿瘤学会(CSCO)原发性肺癌诊疗指南2019.北京:人民卫生出版社,2019.
8	治疗信息	手术治疗信息	淋巴结	淋巴结清扫的范围的描述	字符	1.隆突下淋巴结清扫 2.同侧纵隔淋巴结清扫;双侧纵隔淋巴结清扫 3.完全淋巴结清扫	住院医嘱-手术信息	中国临床肿瘤学会指南工作委员会.中国临床肿瘤学会(CSCO)原发性肺癌诊疗指南2019.北京:人民卫生出版社,2019.

续表

序号	一级分类	二级分类	指标名称	定义	变量类型	值域	取值来源	指标来源
9	治疗信息	手术治疗信息	肺肿瘤侵犯	肺部肿瘤对周围组织的侵犯情况的描述	字符	1.无周围组织侵犯 2.胸壁 3.膈肌 4.膈神经 5.纵隔胸膜 6.心包壁层 7.纵隔 8.心脏 9.大血管 10.气管 11.喉返神经 12.食管 13.椎体 14.隆突 15.其他	住院医嘱-手术信息	中国临床肿瘤学会指南工作委员会.中国临床肿瘤学会(CSCO)原发性肺癌诊疗指南2019.北京:人民卫生出版社,2019.
10	治疗信息	手术治疗信息	支气管支架	术中是否使用支气管支架	字符	是/否	住院医嘱-手术信息	中国临床肿瘤学会指南工作委员会.中国临床肿瘤学会(CSCO)原发性肺癌诊疗指南2019.北京:人民卫生出版社,2019.
11	治疗信息	手术治疗信息	上腔静脉支架	术中是否使用上腔静脉支架	字符	是/否	住院医嘱-手术信息	中国临床肿瘤学会指南工作委员会.中国临床肿瘤学会(CSCO)原发性肺癌诊疗指南2019.北京:人民卫生出版社,2019.
12	治疗信息	手术治疗信息	骨科固定	术中是否使用骨科固定	字符	是/否	住院医嘱-手术信息	中国临床肿瘤学会指南工作委员会.中国临床肿瘤学会(CSCO)原发性肺癌诊疗指南2019.北京:人民卫生出版社,2019.

续表

序号	一级分类	二级分类	指标名称	定义	变量类型	值域	取值来源	指标来源
13	治疗信息	手术治疗信息	纵隔切开	术中是否使用纵隔切开	字符	是/否	住院医嘱-手术信息	中国临床肿瘤学会指南工作委员会.中国临床肿瘤学会(CSCO)原发性肺癌诊疗指南 2019. 北京：人民卫生出版社,2019.
14	治疗信息	手术治疗信息	手术持续时间(min)	本次手术持续的总时间长度	字符	/	住院医嘱-手术信息	中国临床肿瘤学会指南工作委员会.中国临床肿瘤学会(CSCO)原发性肺癌诊疗指南 2019. 北京：人民卫生出版社,2019.
15	治疗信息	手术治疗信息	术中出血量(mL)	本次术中患者的实际出血量	字符	/	住院医嘱-手术信息	中国临床肿瘤学会指南工作委员会.中国临床肿瘤学会(CSCO)原发性肺癌诊疗指南 2019. 北京：人民卫生出版社,2019.
16	治疗信息	手术治疗信息	手术并发症	手术后出现的并发症的描述	字符	1.肺感染 2.肺不张 3.出血 4.胸腔积液 5.发热 6.支气管胸膜瘘 7.乳糜胸 8.下肢静脉血栓 9.肺栓塞 10.切口脂肪液化 11.切口皮下积液 12.切口血肿 13.切口愈合不良 14.切口感染 15.其他并发症	住院医嘱-手术信息	中国临床肿瘤学会指南工作委员会.中国临床肿瘤学会(CSCO)原发性肺癌诊疗指南 2019. 北京：人民卫生出版社,2019.

续表

序号	一级分类	二级分类	指标名称	定义	变量类型	值域	取值来源	指标来源
17	治疗信息	手术治疗信息	以上并发症发生日期	手术并发症出现日期的完整描述	日期	YYYY-MM-DD	住院医嘱-手术信息	中国临床肿瘤学会指南工作委员会.中国临床肿瘤学会(CSCO)原发性肺癌诊疗指南2019.北京:人民卫生出版社,2019.
18	治疗信息	手术治疗信息	手术并发症干预措施	对本次手术并发症所采取的干预措施的描述	字符	1.保守(仅需床边处理如插尿管、插胃管、切口引流、理疗及使用止吐药、解热药、镇痛药、利尿剂、电解质) 2.保守(需输血治疗、全肠外营养或使用保守措施外用药,如抗生素等) 3.有创性操作干预(如内镜、介入治疗、二次手术)	住院医嘱-手术信息	中国临床肿瘤学会指南工作委员会.中国临床肿瘤学会(CSCO)原发性肺癌诊疗指南2019.北京:人民卫生出版社,2019.
19	治疗信息	手术治疗信息	并发症严重程度分级	对本次手术并发症的严重程度的评估分级	字符	1级:对应干预措施1 2级:对应干预措施2 3级:对应干预措施3中不需全麻 4级:对应干预措施3中需全麻 5级:导致器官衰竭 6级:死亡	住院医嘱-手术信息	中国临床肿瘤学会指南工作委员会.中国临床肿瘤学会(CSCO)原发性肺癌诊疗指南2019.北京:人民卫生出版社,2019.

(二)治疗方案

1.免疫药物

序号	一级分类	二级分类	指标名称	定义	变量类型	值域	取值来源	指标来源
1	治疗方案	免疫药物	替雷利珠单抗	PD-1抑制剂，本次治疗有无使用替雷利珠单抗	字符	有/无	住院医嘱-药物治疗	中国临床肿瘤学会指南工作委员会.中国临床肿瘤学会(CSCO)原发性肺癌诊疗指南2019.北京:人民卫生出版社，2019.
2	治疗方案	免疫药物	度伐利尤单抗	PD-L1抑制剂，本次治疗有无使用度伐利尤单抗	字符	有/无	住院医嘱-药物治疗	中国临床肿瘤学会指南工作委员会.中国临床肿瘤学会(CSCO)原发性肺癌诊疗指南2019.北京:人民卫生出版社，2019.
3	治疗方案	免疫药物	阿替利珠单抗	PD-L1抑制剂，本次治疗有无使用阿替利珠单抗	字符	有/无	住院医嘱-药物治疗	中国临床肿瘤学会指南工作委员会.中国临床肿瘤学会(CSCO)原发性肺癌诊疗指南2019.北京:人民卫生出版社，2019.
4	治疗方案	免疫药物	卡瑞利珠单抗	PD-1抑制剂，本次治疗有无使用卡瑞利珠单抗	字符	有/无	住院医嘱-药物治疗	中国临床肿瘤学会指南工作委员会.中国临床肿瘤学会(CSCO)原发性肺癌诊疗指南2019.北京:人民卫生出版社，2019.
5	治疗方案	免疫药物	西妥昔单抗	EGFR拮抗剂，本次治疗有无使用西妥昔单抗	字符	有/无	住院医嘱-药物治疗	中国临床肿瘤学会指南工作委员会.中国临床肿瘤学会(CSCO)原发性肺癌诊疗指南2019.北京:人民卫生出版社，2019.

2. 止呕药物

序号	一级分类	二级分类	指标名称	定义	变量类型	值域	取值来源	指标来源
1	治疗方案	止呕药物	托烷司琼	5-HT3拮抗剂，本次治疗有无使用托烷司琼	字符	有/无	住院医嘱-药物治疗	中国临床肿瘤学会指南工作委员会.中国临床肿瘤学会(CSCO)原发性肺癌诊疗指南2019.北京：人民卫生出版社，2019.
2	治疗方案	止呕药物	格拉司琼	5-HT3拮抗剂，本次治疗有无使用格拉司琼	字符	有/无	住院医嘱-药物治疗	中国临床肿瘤学会指南工作委员会.中国临床肿瘤学会(CSCO)原发性肺癌诊疗指南2019.北京：人民卫生出版社，2019.
3	治疗方案	止呕药物	帕洛诺司琼	5-HT3拮抗剂，本次治疗有无使用帕洛诺司琼	字符	有/无	住院医嘱-药物治疗	中国临床肿瘤学会指南工作委员会.中国临床肿瘤学会(CSCO)原发性肺癌诊疗指南2019.北京：人民卫生出版社，2019.
4	治疗方案	止呕药物	昂丹司琼	5-HT3拮抗剂，本次治疗有无使用昂丹司琼	字符	有/无	住院医嘱-药物治疗	中国临床肿瘤学会指南工作委员会.中国临床肿瘤学会(CSCO)原发性肺癌诊疗指南2019.北京：人民卫生出版社，2019.

3.放疗

序号	一级分类	二级分类	指标名称	定义	变量类型	值域	取值来源	指标来源
1	治疗方案	放疗	放疗目的	本次放疗的目的	字符	根治放疗（根治性同步放化疗、根治性放疗）/辅助放疗（术前放疗、术中放疗、术后放疗）/姑息放疗/预防性放疗/其他	住院医嘱-放射治疗	中国临床肿瘤学会指南工作委员会.中国临床肿瘤学会（CSCO）原发性肺癌诊疗指南2019.北京：人民卫生出版社，2019.
2	治疗方案	放疗	放疗模式	本次放疗的模式	字符	外照射/近距离治疗	住院医嘱-放射治疗	中国临床肿瘤学会指南工作委员会.中国临床肿瘤学会（CSCO）原发性肺癌诊疗指南2019.北京：人民卫生出版社，2019.
3	治疗方案	放疗	放疗部位	本次放疗的部位	字符	脑部放疗/胸部放疗/纵隔放疗/其他部位放疗（骨转移、肾上腺转移、肝转移、肾转移、脾脏转移、胰腺转移）	住院医嘱-放射治疗	中国临床肿瘤学会指南工作委员会.中国临床肿瘤学会（CSCO）原发性肺癌诊疗指南2019.北京：人民卫生出版社，2019.
4	治疗方案	放疗	放疗部位范围	本次放疗部位的类型	字符	原发灶/区域淋巴结/转移灶	住院医嘱-放射治疗	中国临床肿瘤学会指南工作委员会.中国临床肿瘤学会（CSCO）原发性肺癌诊疗指南2019.北京：人民卫生出版社，2019.

续表

序号	一级分类	二级分类	指标名称	定义	变量类型	值域	取值来源	指标来源
5	治疗方案	放疗	靶区部位	本次放疗靶区的部位	字符	肿瘤区(GTV)/肿瘤原发灶(GTV-nx)/淋巴结转移灶(GTV-nd)/临床靶区(CTV)/邻近肿瘤的软组织或淋巴结(CTV1)/淋巴结预防照射区(CTV2)/计划靶区(PTV)/内移动靶区(IVT)/危及器官(OAR)/计划危及器官(PRV)/其他	住院医嘱-放射治疗	中国临床肿瘤学会指南工作委员会.中国临床肿瘤学会(CSCO)原发性肺癌诊疗指南2019.北京:人民卫生出版社,2019.
6	治疗方案	放疗	放疗技术	本次放疗的技术手段	字符	伽玛刀/氩氦刀/光动力/激光/射频消融/4D-CT(四维计算机断层摄影)/冷冻/PET/CT模拟/IMRT/VMAT / IGRT/质子/ABC(主动呼吸控制)/CBCT(锥形束CT)/OBI(即时影像)/其他	住院医嘱-放射治疗	中国临床肿瘤学会指南工作委员会.中国临床肿瘤学会(CSCO)原发性肺癌诊疗指南2019.北京:人民卫生出版社,2019.
7	治疗方案	放疗	定位技术	本次放疗的定位技术手段	字符	X线/CT/PET/MRI/超声/其他	住院医嘱-放射治疗	中国临床肿瘤学会指南工作委员会.中国临床肿瘤学会(CSCO)原发性肺癌诊疗指南2019.北京:人民卫生出版社,2019.
8	治疗方案	放疗	呼吸门控	随呼吸运动的病灶的适形补偿放疗	字符	有/无	住院医嘱-放射治疗	王绿化,朱广迎.肿瘤放射治疗学.2版.北京:人民卫生出版社,2016.

续表

序号	一级分类	二级分类	指标名称	定义	变量类型	值域	取值来源	指标来源
9	治疗方案	放疗	放疗方式	本次放疗的方式	字符	二维放疗(2DRT)/三维适形放疗(3DCRT)/调强适形放疗(IMRT)/立体定向放射外科(SRS)/立体定向放疗(SRT)/体部立体定向放疗(SBRT)/图像引导调强适形放疗(IGRT)/剂量引导调强适形放疗(DGRT)/容积调强弧形放疗(VMAT)/螺旋断层放疗(TOMO)/其他	住院医嘱-放射治疗	王绿化,朱广迎.肿瘤放射治疗学.2版.北京:人民卫生出版社,2016.
10	治疗方案	放疗	射线类型	本次放疗射线的类型	字符	X线/电子线/γ射线/质子/重离子/其他	住院医嘱-放射治疗	王绿化,朱广迎.肿瘤放射治疗学.2版.北京:人民卫生出版社,2016.
11	治疗方案	放疗	射线能量	本次放疗射线的能量	字符	/	住院医嘱-放射治疗	王绿化,朱广迎.肿瘤放射治疗学.2版.北京:人民卫生出版社,2016.
12	治疗方案	放疗	放疗单次剂量	实际执行的放疗单次总量	数值	/	住院医嘱-放射治疗	王绿化,朱广迎.肿瘤放射治疗学.2版.北京:人民卫生出版社,2016.
13	治疗方案	放疗	放疗次数	实际执行的放疗次数	数值	/	住院医嘱-放射治疗	王绿化,朱广迎.肿瘤放射治疗学.2版.北京:人民卫生出版社,2016.
14	治疗方案	放疗	处方放疗总量	计划执行的放疗总量	数值	/	住院医嘱-放射治疗	王绿化,朱广迎.肿瘤放射治疗学.2版.北京:人民卫生出版社,2016.

续表

序号	一级分类	二级分类	指标名称	定义	变量类型	值域	取值来源	指标来源
15	治疗方案	放疗	处方放疗单次剂量	计划执行的放疗单次总量	数值	/	住院医嘱-放射治疗	王绿化，朱广迎.肿瘤放射治疗学.2版.北京：人民卫生出版社，2016.
16	治疗方案	放疗	处方放疗次数	计划执行的放疗次数	数值	/	住院医嘱-放射治疗	王绿化，朱广迎.肿瘤放射治疗学.2版.北京：人民卫生出版社，2016.

五　费用及随访

(一)事件类型

随访

序号	一级分类	二级分类	指标名称	定义	变量类型	值域	取值来源	指标来源
1	事件类型	随访	是否随访	是否对患者进行随访	字符	是/否	随访信息表	中国临床肿瘤学会指南工作委员会.中国临床肿瘤学会(CSCO)原发性肺癌诊疗指南2019.北京:人民卫生出版社,2019.
2	事件类型	随访	随访方式	进行医学随访的方式在特定编码体系中的代码	字符	CV 06.00.207 随访方式代码表	随访信息表	中华人民共和国卫生部.《卫生信息数据元目录》等35项强制性卫生行业标准(国卫通〔2011〕13号).第12部分:计划与干预(WS 363.4—2011).
3	事件类型	随访	随访日期	对患者进行随访当日的公元纪年日期	日期	YYYY-MM-DD	随访信息表	中华人民共和国卫生部.《卫生信息数据元目录》等35项强制性卫生行业标准(国卫通〔2011〕13号).第4部分:健康史(WS 363.4—2011).

续表

序号	一级分类	二级分类	指标名称	定义	变量类型	值域	取值来源	指标来源
4	事件类型	随访	疾病状态	目前患者疾病状态的描述	字符	治愈/减轻/加重/失访	随访信息表	中国临床肿瘤学会指南工作委员会.中国临床肿瘤学会(CSCO)原发性肺癌诊疗指南2019.北京:人民卫生出版社,2019.
5	事件类型	随访	生存情况	患者当前是否生存	字符	生存/死亡/失访/其他	随访信息表	中国临床肿瘤学会指南工作委员会.中国临床肿瘤学会(CSCO)原发性肺癌诊疗指南2019.北京:人民卫生出版社,2019.
6	事件类型	随访	药物治疗	患者是否使用药物治疗	字符	是/否	随访信息表	中国临床肿瘤学会指南工作委员会.中国临床肿瘤学会(CSCO)原发性肺癌诊疗指南2019.北京:人民卫生出版社,2019.
7	事件类型	随访	药物名称	患者使用的药物名称	字符	/	随访信息表	中国临床肿瘤学会指南工作委员会.中国临床肿瘤学会(CSCO)原发性肺癌诊疗指南2019.北京:人民卫生出版社,2019.
8	事件类型	随访	用药剂量	患者使用的药物剂量	字符	/	随访信息表	中国临床肿瘤学会指南工作委员会.中国临床肿瘤学会(CSCO)原发性肺癌诊疗指南2019.北京:人民卫生出版社,2019.

续表

序号	一级分类	二级分类	指标名称	定义	变量类型	值域	取值来源	指标来源
9	事件类型	随访	用药持续时间	患者使用药物的时间长度，包含数值与单位	数值	/	随访信息表	中国临床肿瘤学会指南工作委员会.中国临床肿瘤学会(CSCO)原发性肺癌诊疗指南2019.北京:人民卫生出版社,2019.
10	事件类型	随访	死亡原因	导致患者死亡的原因	字符	肿瘤进展/合并疾病/意外事故/未/其他	随访信息表	中国临床肿瘤学会指南工作委员会.中国临床肿瘤学会(CSCO)原发性肺癌诊疗指南2019.北京:人民卫生出版社,2019.
11	事件类型	随访	死亡日期	患者死亡时的公元纪年日期	日期	YYYY-MM-DD	随访信息表	中国临床肿瘤学会指南工作委员会.中国临床肿瘤学会(CSCO)原发性肺癌诊疗指南2019.北京:人民卫生出版社,2019.
12	事件类型	随访	末次随访日期	对患者最后一次随访的公元纪年日期	日期	YYYY-MM-DD	随访信息表	中国临床肿瘤学会指南工作委员会.中国临床肿瘤学会(CSCO)原发性肺癌诊疗指南2019.北京:人民卫生出版社,2019.
13	事件类型	随访	随访检查项目	当次随访所做检查的项目描述	字符	实验室检验/医学影像检查	随访信息表	中国临床肿瘤学会指南工作委员会.中国临床肿瘤学会(CSCO)原发性肺癌诊疗指南2019.北京:人民卫生出版社,2019.

续表

序号	一级分类	二级分类	指标名称	定义	变量类型	值域	取值来源	指标来源
14	事件类型	随访	疗效评估(与前面的影像检查比较)	随访评估当前方案的治疗效果	字符	CR(完全缓解)/PR(部分缓解)/SD(疾病稳定)/PD(疾病进展)/NE(未评价)	随访信息表	中国临床肿瘤学会指南工作委员会.中国临床肿瘤学会(CSCO)原发性肺癌诊疗指南2019.北京:人民卫生出版社,2019.

(二)收费信息

费用信息

序号	一级分类	二级分类	指标名称	定义	变量类型	值域	取值来源	指标来源
1	收费信息	费用信息	住院总费用金额(元)	患者在住院期间所有项目的费用之和,计量单位为人民币元	数值	/	住院病历-病案首页	中华人民共和国国家卫生和计划生育委员会.《电子病历基本数据集》等20项卫生行业标准(国卫通〔2014〕5号).第13部分:卫生费用(WS 445.10—2014).
2	收费信息	费用信息	个人承担费用(元)	因疾病治疗个人承担的费用,计量单位为人民币元	数值	/	住院病历-病案首页	中华人民共和国国家卫生和计划生育委员会.《电子病历基本数据集》等20项卫生行业标准(国卫通〔2014〕5号).第13部分:卫生费用(WS 445.10—2014).

续表

序号	一级分类	二级分类	指标名称	定义	变量类型	值域	取值来源	指标来源
3	收费信息	费用信息	护理费（元）	患者住院期间等级护理费用及专项护理费用，计量单位为人民币元	数值	/	住院病历-病案首页	中华人民共和国国家卫生和计划生育委员会．《电子病历共享文档规范第1部分：病历概要》等57项卫生行业标准（国卫通〔2016〕12号）．第32部分：住院病案首页（WS/T 500.32—2016）．
4	收费信息	费用信息	麻醉费（元）	手术治疗费中麻醉产生的费用，计量单位为人民币元	数值	/	住院病历-病案首页	中华人民共和国国家卫生和计划生育委员会．《电子病历基本数据集》等20项卫生行业标准（国卫通〔2014〕5号）．第13部分：卫生费用（WS 445.10—2014）．
5	收费信息	费用信息	手术用一次性医用材料费（元）	患者住院期间进行手术、介入操作时所使用的一次性医用材料费用，计量单位为人民币元	数值	/	住院病历-病案首页	中华人民共和国国家卫生和计划生育委员会．《电子病历共享文档规范第1部分：病历概要》等57项卫生行业标准（国卫通〔2016〕12号）．第32部分：住院病案首页（WS/T 500.32—2016）．
6	收费信息	费用信息	手术治疗费（元）	临床利用有创手段进行治疗的项目产生的费用，包括麻醉费及各种介入、孕产、手术治疗等费用，计量单位为人民币元	数值	/	住院病历-病案首页	中华人民共和国国家卫生和计划生育委员会．《电子病历共享文档规范第1部分：病历概要》等57项卫生行业标准（国卫通〔2016〕12号）．第32部分：住院病案首页（WS/T 500.32—2016）．

续表

序号	一级分类	二级分类	指标名称	定义	变量类型	值域	取值来源	指标来源
7	收费信息	费用信息	西药费	患者住院期间使用西药所产生的费用,计量单位为人民币元	数值	/	住院病历-病案首页	中华人民共和国国家卫生和计划生育委员会.《电子病历基本数据集》等20项卫生行业标准(国卫通〔2014〕5号).第10部分:住院病案首页(WS 445.10—2014).

参考文献

[1]中华人民共和国卫生部.卫生信息数据元目录 第2部分:标识:WS 363.2—2011[EB/OL].(2011-8-2)[2012-2-1].http://www.nhc.gov.cn/wjw/s9497/201108/52742/files/996ba80e2f2d4dc7b167b09310da599d.PDF.

[2]中华人民共和国国家卫生和计划生育委员会.电子病历基本数据集 第10部分:住院病案首页:WS 445.10—2014[EB/OL].(2014-5-30)[2014-10-10].http://www. nhc.gov.cn/ewebeditor/uploadfile/2014/06/20140620112017947.PDF.

[3]中华人民共和国国家卫生和计划生育委员会.儿童保健基本数据集 第1部分:出生医学证明:WS 376.1—2013[EB/OL].(2013-12-27)[2014-5-1].http://www.nhc.gov.cn/ewebeditor/uploadfile/2014/10/20141010165742419.PDF.

[4]中华人民共和国卫生部.疾病控制基本数据集 第8部分:行为危险因素监测:WS 375.8—2012[EB/OL].(2012-7-19)[2012-12-1].http://www.nhc.gov.cn/wjw/s9497/201207/55525/files/44c93c08fec042bc89afac6019fd9ae6.PDF.

[5]万学红,卢雪峰.诊断学[M].8版.北京:人民卫生出版社,2013.

[6]中华医学会肿瘤学分会,中华医学会杂志社.中华医学会肿瘤学分会肺癌临床诊疗指南(2021版)[J].中华医学杂志,2021,101(23):1725-1757.

[7]万丽,赵晴,陈军,等.疼痛评估量表应用的中国专家共识(2020版)[J].中华疼痛学杂志,2020,16(03):177-187.

[8]王建枝,殷莲华.病理生理学[M].8版.北京:人民卫生出版社,2013.

[9]刘成玉,罗春丽.临床检验基础[M].5版.北京:人民卫生出版社,2012.

[10]查锡良,药立波.生物化学与分子生物学[M].8版.北京:人民卫生出版社,2013.

[11]姚文兵.生物化学[M].8版.北京:人民卫生出版社,2016.

[12]李凡,徐志凯.医学微生物学[M].8版.北京:人民卫生出版社,2008.

[13]刘春涛,王曾礼.气道炎症性疾病[M].北京:人民卫生出版社,2004.

[14]郑劲平.肺功能学:基础与临床[M].广州:广东科技出版社,2007.

[15]白人驹,张雪林.医学影像诊断学[M].3版.北京:人民卫生出版社,2010.

[16]中国临床肿瘤学会指南工作委员会.中国临床肿瘤学会(CSCO)原发性肺癌诊疗指南2019[M].北京:人民卫生出版社,2019.

[17]王绿化,朱广迎.肿瘤放射治疗学[M].2版.北京:人民卫生出版社,2016.

[18]中华人民共和国国家卫生和计划生育委员会.电子病历共享文档规范 第1部分:病历概要:WS/T 500.1—2016[EB/OL].(2016-9-29)[2020-7-8].http://www.nhc.gov.cn/ewebeditor/uploadfile/2016/09/20160929145317744.PDF.